Tschüss Cellulite!

Der 6-Wochen-Plan
mit 7 Methoden

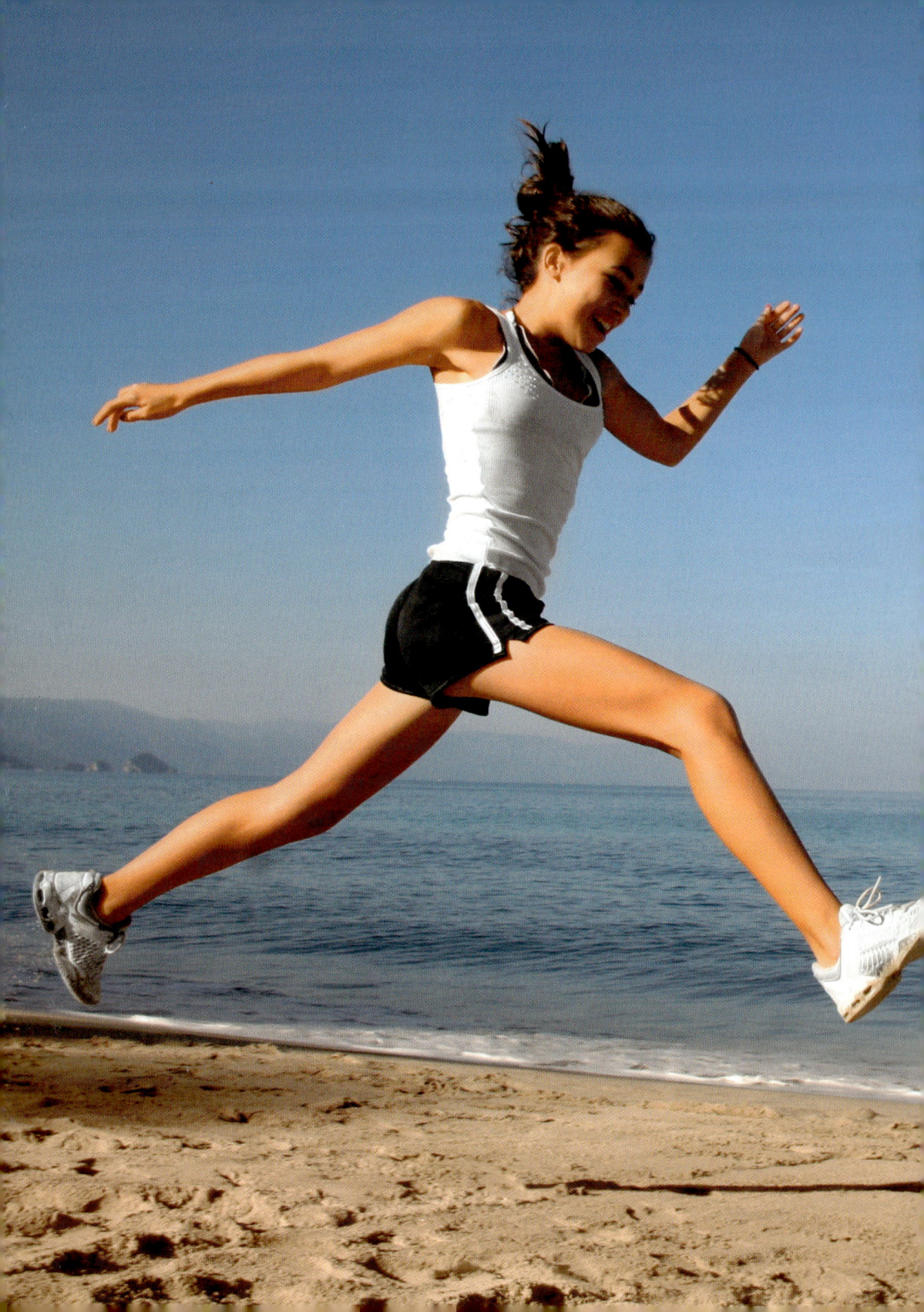

Helen Foster

Tschüss Cellulite!

Der 6-Wochen-Plan
mit 7 Methoden

EDITION XXL

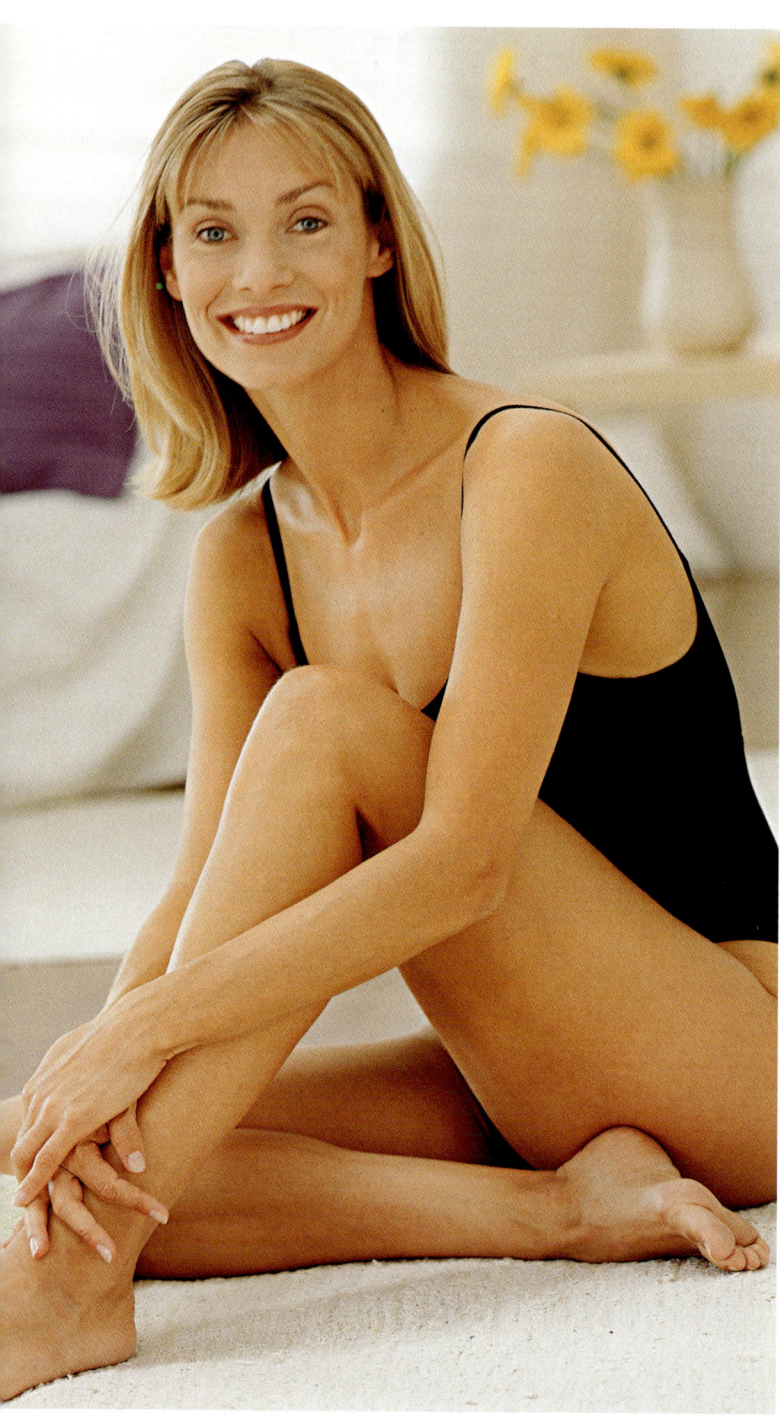

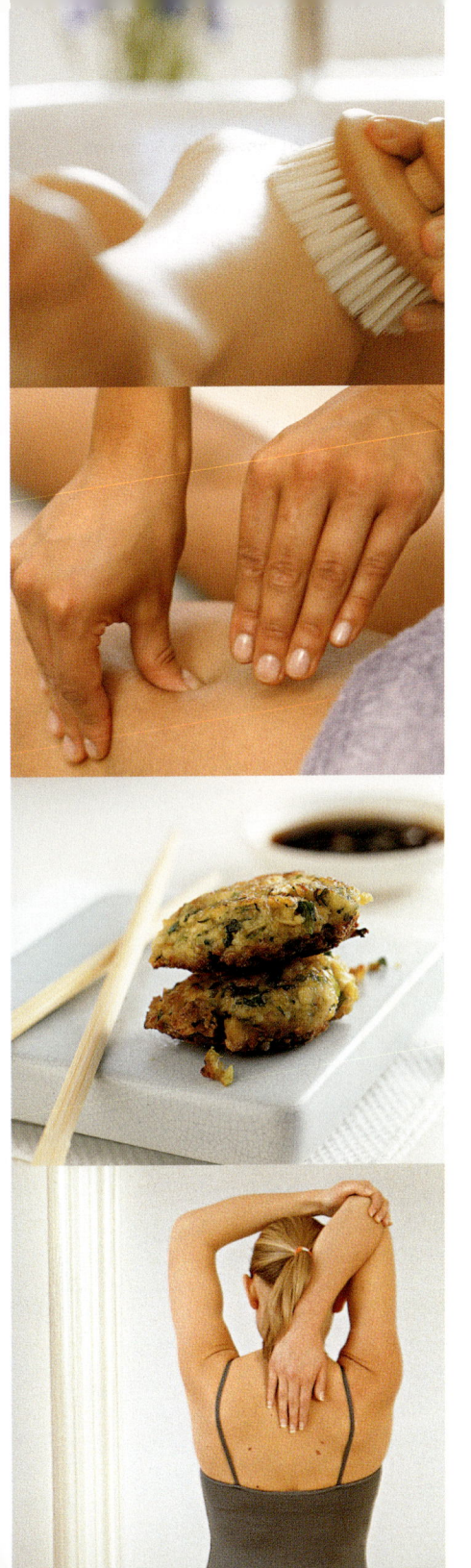

Inhalt

Einführung

Kosmetik-Experten schätzen, dass 90 % aller Frauen der westlichen Welt, egal ob groß, klein, dick oder dünn, Cellulite haben. Selbst Supermodels oder Schauspielerinnen, die Millionen dafür ausgeben, ihre Figur zu halten, können dem nicht entfliehen.

Sehr wahrscheinlich werden Sie sich nicht mehr daran erinnern, wann Sie zum ersten Mal Anzeichen von Cellulite bei sich festgestellt haben. Vielleicht standen Sie vor dem Spiegel, das Licht fiel von hinten und enthüllte graue Schatten und eine Haut, die mit einem Mal nicht mehr so glatt und straff war. Vielleicht haben Sie ihre Beine übereinander geschlagen und plötzlich erschienen genau an der Stelle graue und weiße Noppen. Sie haben sehr wahrscheinlich sofort gedacht: Wie werde ich das wieder los? So geht es fast allen Frauen.

Jetzt die guten Neuigkeiten: Nie zuvor konnte man Orangenhaut besser in Angriff nehmen, weil die Wissenschaft endlich weiß, was Cellulite ist. Als ich in den 1980er-Jahren damit begann, über Gesundheit und Fitness zu schreiben, haben Ärzte die Existenz von Cellulite geleugnet. Mittlerweile sind Ärzte, Schönheitschirurgen und Wissenschaftler nicht nur überzeugt, dass es Cellulite tatsächlich gibt, inzwischen forschen sie gründlich nach den Ursachen und Bekämpfungsmöglichkeiten.

Nie zuvor wurden so viele Informationen über Cellulite gesammelt. Anstatt zu sagen, dass Frauen sich mit dieser Tatsache abzufinden hätten, nehmen Wissenschaftler die Orangenhaut unter das Mikroskop und forschen, wodurch sich dieses hubbelige Fett von dem Fett an anderen Stellen unseres Körpers unterscheidet. Je mehr man weiß, desto bessere Möglichkeiten werden zur Bekämpfung gefunden. Während noch Ernährungsweisen, Ergänzungspräparate, Cremes und alternative Therapien untersucht werden, liefern sich Schönheitsfirmen und Mediziner ein Wettrennen, wer zuerst „das Wundermittel" findet, das diese Noppen ein für alle Mal verschwinden lässt.

Leider werde ich nicht diejenige sein, die eine Wunderkur verrät, nichtsdestotrotz zeige ich ein großes Angebot kleiner Hilfen auf, die beim Kampf gegen die Orangenhaut helfen können. Dieses Buch verbindet traditionelle Cellulite-Therapien mit den neuesten Forschungsergebnissen. Ich werde Ihnen den absoluten Cellulite-Kampfansageplan zeigen, der Ihre Orangenhaut reduziert – sogar verschwinden lässt – und das in nur sechs Wochen.

Aber das wird nicht der einzige Vorteil sein. Das Programm hilft, dass Sie nicht weiter zunehmen und Flüssigkeit im Körper speichern. Wenn Sie den Plan verfolgen, werden Sie schnell merken, wie Ihr Körper nicht nur an den Hüften und Schenkeln immer schlanker und straffer wird. Dieses Programm stützt sich auf nahrhafte Lebensmittel, deshalb wird sich Ihr Körper so gesund anfühlen und ansehen wie nie zuvor. Wenn Sie die Übungen regelmäßig machen, werden Sie Ihre Kraft und Ausdauer steigern und gleichzeitig die Gefahr, Herzerkrankungen und Krebs zu bekommen, reduzieren.

Schließlich werden Sie mit dem Gebrauch von so vielen unterschiedlichen Techniken die Freien Radikale bekämpfen, die uns schneller altern lassen (und dazu beitragen, dass Cellulite entsteht), sodass sich Ihr Körper jünger anfühlt und aussieht. Sie werden merken, dass sich durch die unterschiedlichen Techniken Ihre Einstellung zu Ihrer Cellulite und zu Ihrem Körper verändern wird. Betrachten Sie die Zeit als Generalüberholung, die außerdem noch den Vorteil hat, dass Sie anschließend im Badeanzug wunderbar aussehen werden. Aber bevor wir mit der Generalüberholung beginnen, ist es wichtig, erst einmal genau zu wissen, was Cellulite ist.

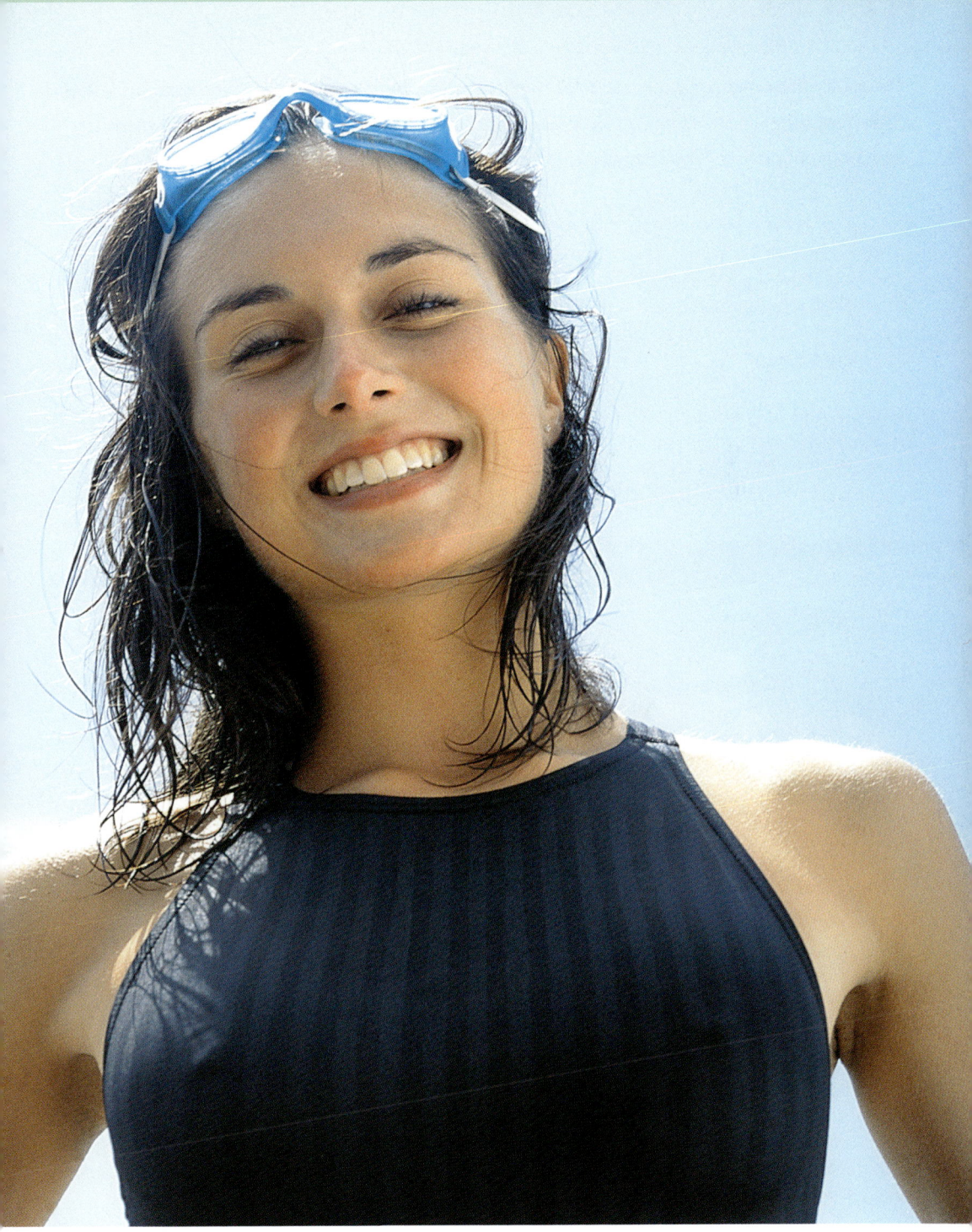

Was ist Cellulite?

Cellulite, auch Orangenhaut genannt, tritt meistens an den Hüften und Oberschenkeln auf. Zunächst erscheint sie nur, wenn man die Haut an der Stelle zusammendrückt. Je mehr sie sich aber entwickelt, desto sichtbarer wird sie und bildet auf der Haut noppenartige Dellen.

Cellulite fühlt sich oft seltsam an. Bei manchen ist sie hart, kalt und schmerzhaft, wenn man die Haut presst oder massiert, bei anderen schwammig und teigig. Manche Frauen haben an einer Körperstelle die eine, an einer anderen eine andere Form von Orangenhaut.

Nicht allein das äußere Erscheinungsbild bestimmt Cellulite, sondern das, was sich unter der Hautoberfläche tut. Bis vor kurzem wusste keiner so richtig, was Cellulite wirklich ist.

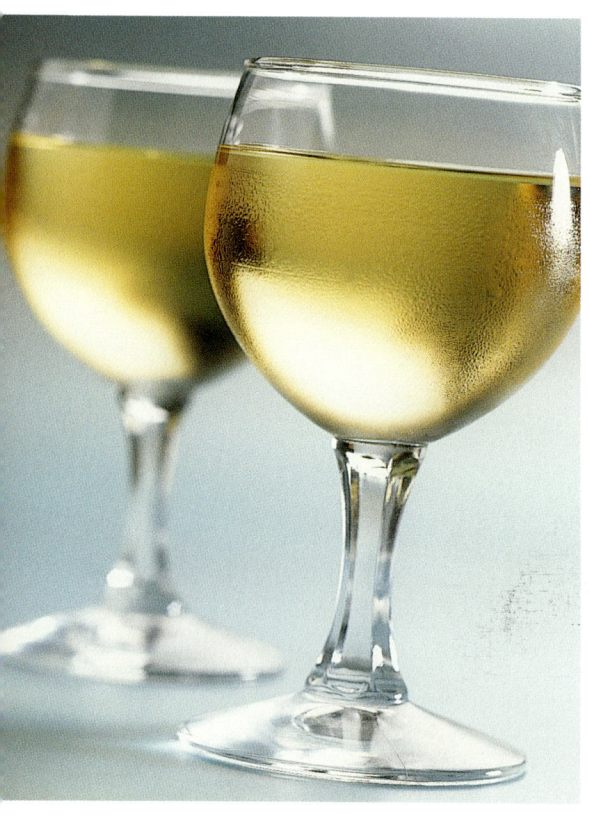

Obwohl es schon seit 150 Jahren in wissenschaftlichen Veröffentlichungen Hinweise auf dieses seltsame noppenartige Fett gibt, das besonders weibliche Hüften und Oberschenkel befällt, wurde es erst ab 1998 richtig untersucht. Bis dahin wurde gerne die Theorie verbreitet, dass Orangenhaut durch Gifte wie Alkohol, Koffein, Nikotin und rotes Fleisch verursacht wird. All diese Gifte kann der Körper nicht abbauen, sodass diese in Fett verwandelt werden. Wenn die Fettzellen voller und voller werden, drücken sie gegen die Haut und bilden so Beulen und Noppen. Es sind jedoch nicht diese harmloseren Gifte wie Koffein oder rotes Fleisch, die auf diese Weise verarbeitet werden, sondern schlimmere Gifte wie Schwermetalle, die Luftverschmutzung auslösen, oder Pestizide im Essen.

Daher glaubten viele, die im medizinischen Bereich tätig waren, nicht an diese Gift-Theorie: Wenn Koffein, Alkohol und Rauchen die Ursache von Cellulite sein sollen – warum bekommen dann nicht mehr Männer Orangenhaut, denn sie rauchen und trinken doch mindestens genauso viel Kaffee und Alkohol wie Frauen.

Die Antwort darauf kam 1998 ans Licht. Ein Team der New Yorker Rockefeller Universität analysierte zum ersten Mal ganz genau von Cellulite infiziertes Gewebe und entdeckte nicht die geringste Spur von Koffein, rotem Fleisch oder Nikotin. Ebenso wenig wurden außergewöhnlich hohe Schwermetallwerte oder Pestizidspuren gefunden. Stattdessen fand man normales Fett, und zwar dasselbe, das auch am Bauch und an anderen Stellen unserer Hüften oder Oberschenkel erscheint. Unterschiedlich war allerdings die Art und Weise, wie es in der Haut verankert war.

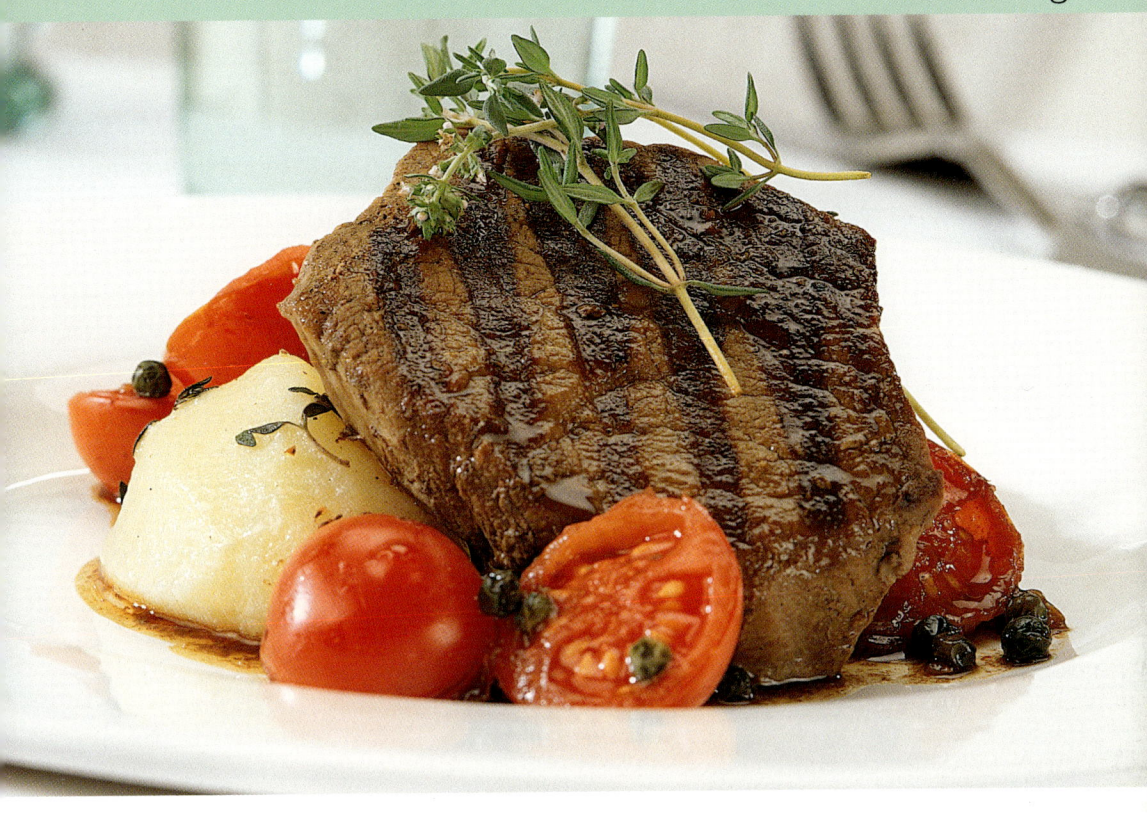

Das Hautproblem

An unserem ganzen Körper haben wir unter der Haut eine wichtige Fettschicht, das so genannte Unterhautfettgewebe. Es hält uns warm, polstert uns beim Sitzen und schützt unsere Knochen. Durch diese Fettschicht laufen Kollagenfasern, so genannte Septen, die das Fett in kleinen Depots sammeln. Diese Kollagenfasern sind an der Unterseite unserer Haut und an der Oberfläche der darunterliegenden Muskeln befestigt und halten dort das Fett.

Das Rockefeller Forschungsteam fand heraus, dass bei Männern diese Fasern netzartig ineinander verwoben sind, diagonal gegen die Haut verlaufen und so das Fett flach drücken und die Haut glatt halten. Bei Frauen verlaufen die Fasern parallel nebeneinander und schaffen so große, dünne, recht-

eckige Kästchen. So eine Struktur kann das Fett nicht herunterdrücken, d. h., dass wachsende oder sich vermehrende Fettzellen sich zwischen den Kollagenfasern hindurchzwängen und an den betroffenen Stellen als noppige Struktur sichtbar werden.

Wird Cellulite vererbt?

Es ist möglich, auf jeden Fall trifft dies auf die Gesichtsalterung zu: So wie die Gesichtshaut Ihrer Mutter altert, wird auch Ihre altern, denn die Gesichtsalterung wird von der Kraft von Kollagen und Elastin bestimmt. Sind diese im Gesichtsbereich schwach ausgebildet, dann kann das auch auf andere Stellen des Körpers zutreffen. Oft gibt es auch einen genetischen Grund, weshalb manche Menschen schneller zunehmen. Und je mehr Fett sich im Körper befindet, desto wahrscheinlicher bildet sich auch Cellulite.

Trotzdem war damit nicht klar, warum auch dünne Menschen Orangenhaut bekommen können, sie ha-ben schließlich kein Gramm Fett zu viel, das sich ausbeulen könnte. Weitere Forschungen brachten zwei weitere Unterschiede zutage: Bei Cellulite unterscheidet sich die Struktur der Kollagenfasern (auch „Felderhaut" genannt) von der des normalen Fettgewebes. Statt dünner Kollagenfasern sind sie hier viel dicker und drücken seitwärts auf das Fett, drücken es aufwärts und lösen so die Beulen und Noppen aus, selbst dort, wo es kaum Fettvorräte gibt.

Ein Forscherteam an der Universität in Florenz, Italien, entdeckte, dass Orangenhaut einen wesentlich höheren Anteil an wasserspeichernden Zellen, so genannten Proteoglycanen, enthält, d. h.: Jede Flüssigkeit, die in Körperzonen gerät, die mit Orangenhaut befallen sind, wird dort mehr gespeichert und beult die Haut aus.

Warum passiert das denn eigentlich? Warum verwandeln sich mit normalem Fett durchzogene Körperzonen auf einmal in Orangenhaut? Bis heute ist das noch nicht ganz klar, höchstwahrscheinlich sind zwei Faktoren dafür verantwortlich: die Freien Radikale und ein schwacher Kreislauf. Manchmal lösen beide das Problem aus, in machen Fällen reicht schon ein Faktor.

Freie Radikale

Freie Radikale sind Verbindungen, die in unserem Körper entstehen, wenn er sich mit Giften wie Nikotin, Alkohol, Luftverschmutzung, Pestiziden, aber auch mit harmloseren Substanzen in unserer Nahrung wie Fett und Zucker auseinandersetzen muss. Das Problem der Freien Radikale ist, dass ihnen ein Elektron fehlt. Um sich wieder zu vervollständigen, stehlen sie sich irgendwo im Körper ein Elektron von einer anderen Körperzelle. Dabei greifen sie die anderen Zellen nicht nur an, sondern bauen sie auch ab.

Natürlich können sie so überall im Körper Schaden anrichten, aber Freie Radikale scheinen eine besondere Vorliebe für Kollagen- und Elastinzellen zu haben, die ja die beiden oberen Schichten der Haut bilden. Werden Kollagen und Elastin abgebaut, verdünnt sich an diesen Stellen die Haut. Die Schicht über der Unterhaut reduziert sich dann ebenfalls und dadurch werden die überfüllten „Fettkästchen" viel sichtbarer. Die Kollagenfasern werden direkt von den Freien Radikalen angegriffen, was sie zäher und weniger elastisch macht, sie schrumpfen und an der Oberfläche der Haut ziehen lässt. Es kommt noch schlimmer, wenn der Körper versucht, die Zerstörung aufzuhalten und zu heilen. Dann tritt der zweite Auslöser ins Spiel.

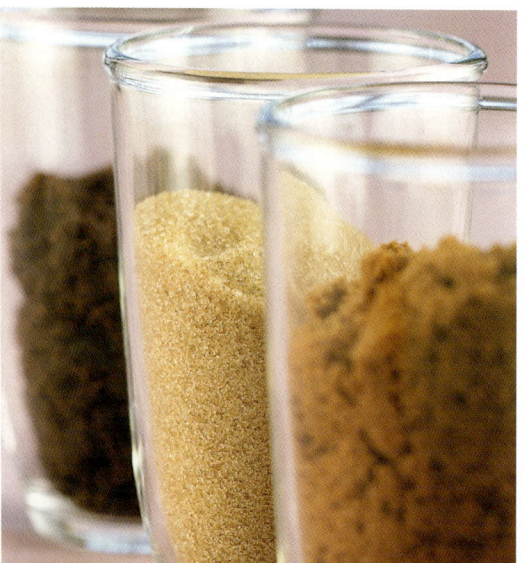

Ist Cellulite schädlich?

Cellulite ist weder eine Krankheit noch wurde sie je mit irgendeinem medizinischen Leiden in Verbindung gesetzt. Man mag über Orangenhaut am eigenen Körper vielleicht unglücklich sein, Cellulite selbst hat aber keine Auswirkungen auf das gesundheitliche Befinden. Man kann sie allerdings als Zeichen dafür sehen, dass der eigene Lebensstil vielleicht nicht der gesündeste ist – und der kann natürlich den allgemeinen Gesundheitszustand beeinträchtigen.

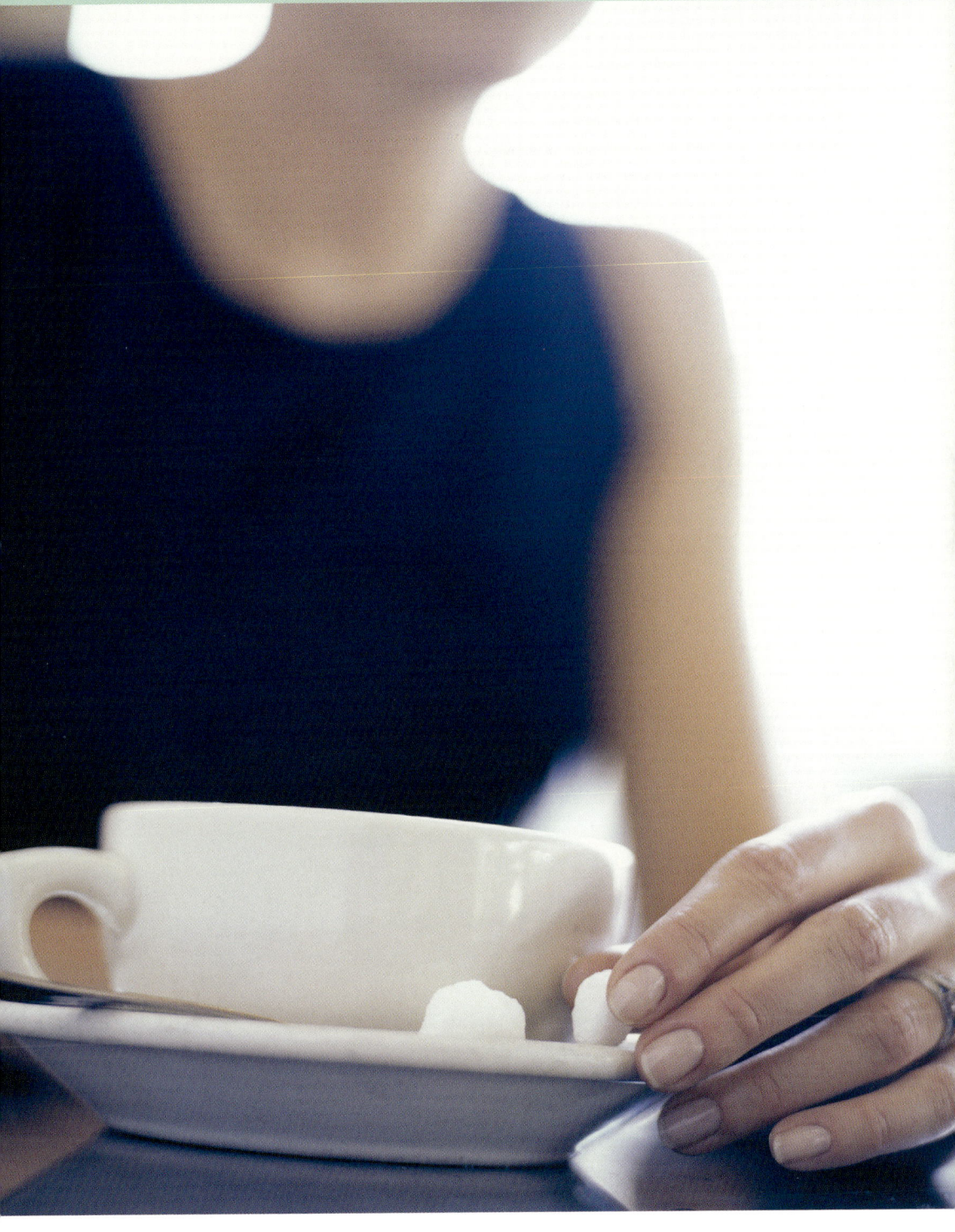

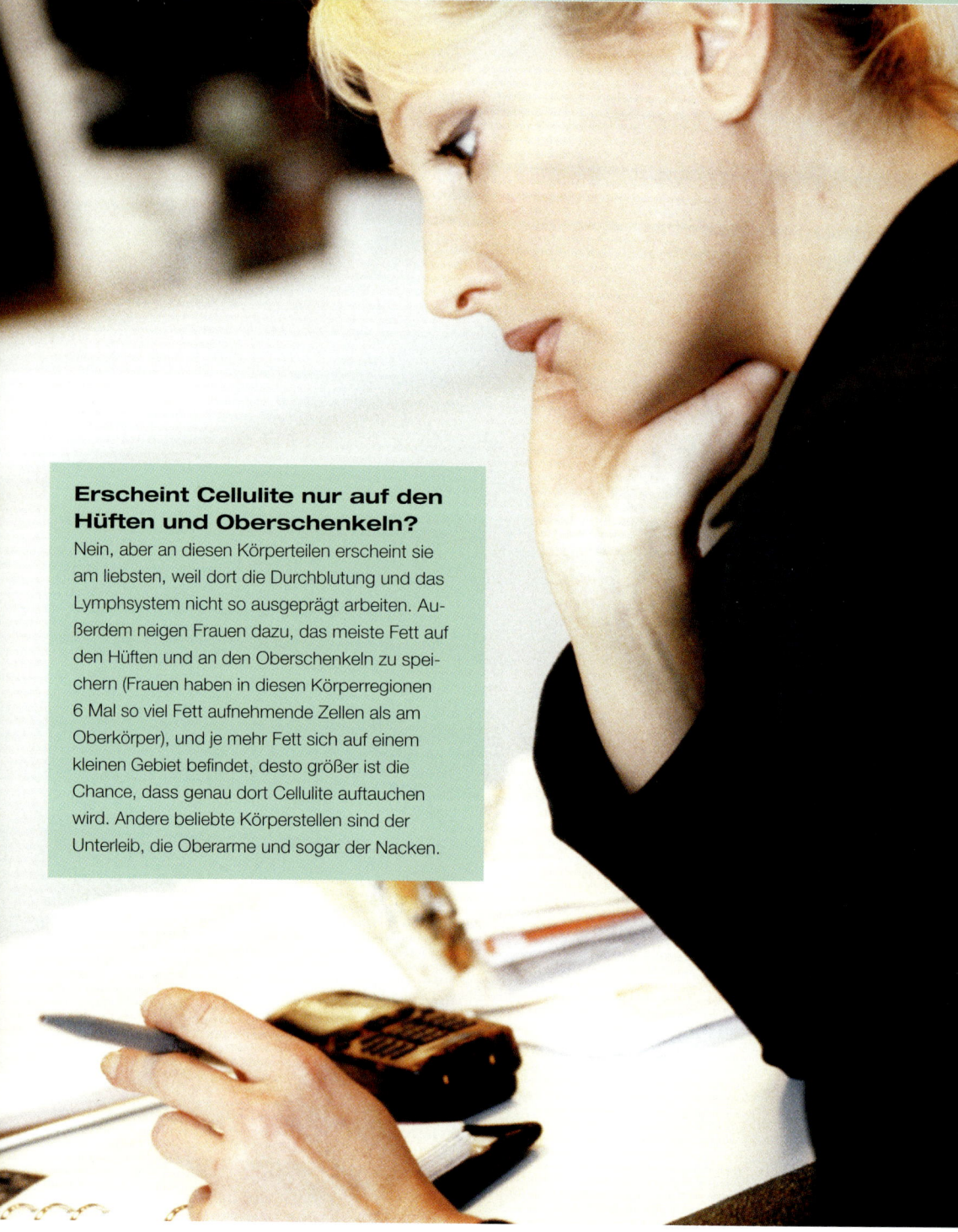

Erscheint Cellulite nur auf den Hüften und Oberschenkeln?

Nein, aber an diesen Körperteilen erscheint sie am liebsten, weil dort die Durchblutung und das Lymphsystem nicht so ausgeprägt arbeiten. Außerdem neigen Frauen dazu, das meiste Fett auf den Hüften und an den Oberschenkeln zu speichern (Frauen haben in diesen Körperregionen 6 Mal so viel Fett aufnehmende Zellen als am Oberkörper), und je mehr Fett sich auf einem kleinen Gebiet befindet, desto größer ist die Chance, dass genau dort Cellulite auftauchen wird. Andere beliebte Körperstellen sind der Unterleib, die Oberarme und sogar der Nacken.

Schlechte Durchblutung

Der zweite Auslöser ist eine träge Durchblutung und ein schlecht arbeitendes Lymphsystem, wie Dr. Sergio Curri am Zentrum für Molekular-Biologie in Mailand, Italien, und die Brüsseler Universität, Belgien, in Forschungsstudien herausfanden. Die Aufgabe des Durchblutungssystems ist es, alle Zellen im Körper ausreichend mit Sauerstoff und Nährstoffen zu versorgen. Und das Lymphsystem sorgt dafür, dass die giftigen Nebenstoffe entsorgt werden.

Beide Systeme laufen besonders in unseren Hüften und Oberschenkeln etwas stockend, sie müssen dort aufwärtsfließen, was im günstigsten Fall harte Arbeit bedeutet. Da aber die meisten sitzende Tätigkeiten ausführen und unsere Hüften und Oberschenkel tagsüber dann auf Stühlen und abends auf dem Sofa gequetscht werden, einige Frauen außerdem meinen, Modeeigenarten mitmachen zu müssen und sich in viel zu enge Jeans zwängen, kneifende Gürtelbunde und sogar Figur betonende Unterwäsche tragen, ist es leicht nachvollziehbar, was für einen schweren Job das Durchblutungs- und das Lymphsystem haben.

Wenn beide Systeme nicht mehr mit Sauerstoff versorgt werden (und das geschieht, wenn die Durchblutung schwächer wird), beginnen die Hautzellen im Bindegewebe, die so genannten Fibroblasten (die normalerweise gesundes Gewebe produzieren), zusammenzuklumpen. Werden sie aufgefordert, zerstörtes Kollagen in der Felderhaut zu reparieren, schaffen sie anstelle von dünnen, gesunden Fasern nun dicke, zähe Fasern.

Wenn das Lymphsystem schlecht funktioniert, verfestigt sich auch die Lymphflüssigkeit und erschafft so eigene, verdickte Fasern, die sich mit der Felderhaut unter der Haut verbinden. Diese beiden sich abwechselnden Prozesse sorgen dafür, dass dicke Faserstränge entstehen, die stark gegen das Fett drücken und damit die Beulen noch stärker aufwärtsdrücken.

Eine träge Durchblutung und schwacher Lymphfluss können dazu führen, dass die Flüssigkeit länger als üblich in dieser Körperregion bleibt und die höherliegenden, Wasser speichernden Zellen im Cellulitebereich eher wie ein Schwamm die überschüssige Flüssigkeit sammeln.

Also, ganz einfach gesagt ist Cellulite eine Mischung von Fettzellen, die durch Flüssigkeit angeschwollen sind, und von dicken, harten Fasern so gepresst werden, dass sie dadurch wie Beulen an der Oberfläche der Haut erscheinen – ähnlich wie die Sprungfedern eines alten Sofas. Wenn man Cellulite in den Griff bekommen will, muss man genau diese Kombination der Faktoren in Angriff nehmen.

Warum haben manche Menschen mehr Cellulite als andere?

Cellulite entwickelt sich in Phasen, also ist das, was sichtbar ist, davon abhängig, in welchem Stadium man sich befindet. Es ist also gut zu wissen, in welchem Stadium die eigene ist, sodass realistisch eingeschätzt werden kann, was man selbst in den nächsten sechs Wochen erreichen kann. Stärker ausgebildete Orangenhaut kann innerhalb der sechs Wochen reduziert werden. Um sie gänzlich verschwinden zu lassen, braucht man mehr Zeit. Schwächer ausgeprägte Cellulite kann sogar schon in weniger als den empfohlenen sechs Wochen verschwinden. Dies sind die Phasen:

Kaum: Sie können die Cellulite nur feststellen, wenn Sie dort die Hautstelle zwicken.
Schwach: Sie können die Cellulite erkennen, wenn Sie sitzen.
Mäßig: Die Orangenhaut wird sichtbar, wenn Sie stehen, aber überwiegend auf den Hüften, dem Po und den Oberschenkeln.
Stark: Die Cellulite ist zu sehen, wenn Sie stehen, und zwar auch außerhalb Ihrer Hüften, des Pos und der Oberschenkel, und ist angespannt oder schmerzhaft, wenn Sie diese drücken.

Die Ursachen von Cellulite

Wir wissen jetzt, was unter der Haut geschieht, aber wir müssen auch die Auslöser dieses Prozesses verstehen, denn Sie müssen ja genau diese Auslöser vermeiden, damit die Cellulite auch nach diesen sechs Wochen nicht wiederkommt.

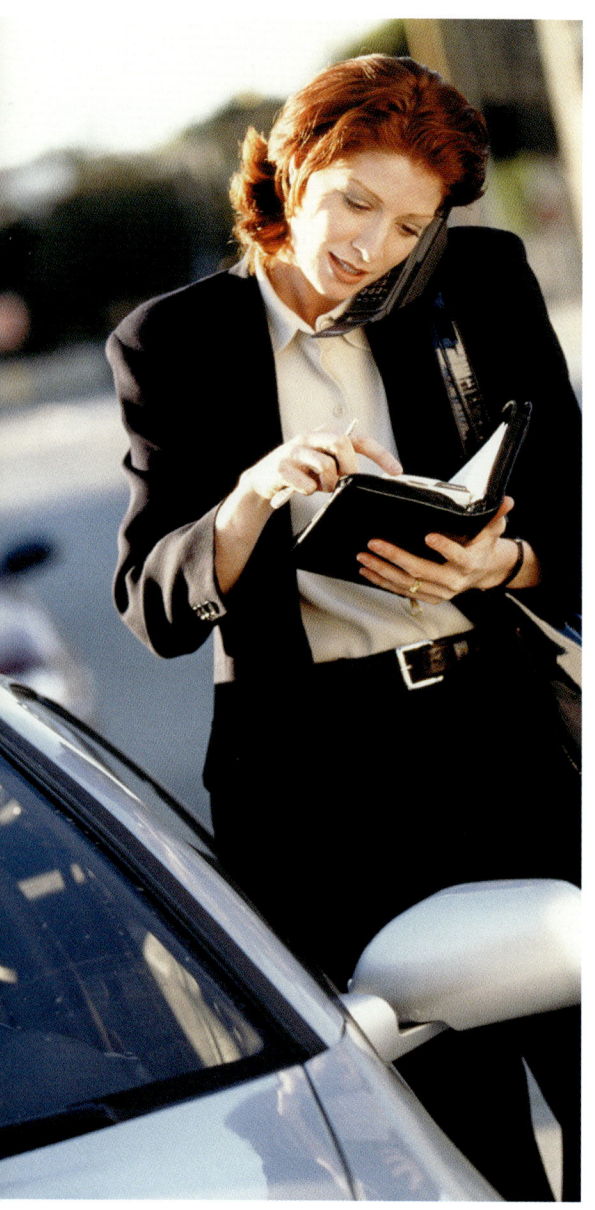

Diese möglichen Ursachen werden wir jetzt näher betrachten. In der Zwischenzeit haben Wissenschaftler ja schon Fortschritte gemacht und können genau festlegen, was Cellulite ist. Dennoch haben sie noch nicht ganz herausgefunden, warum sie erscheint. Deshalb sind die folgenden Anhaltspunkte Vermutungen.

Alter

Cellulite kann zu jeder Zeit nach der Pubertät auftreten, warum dies jedoch normalerweise zwischen dem dreißigsten und vierzigsten Lebensjahr geschieht, hat mehrere Gründe: Die durchschnittliche Frau nimmt nach dem dreißigsten Lebensjahr 4,5–6,8 kg pro Dekade zu. Je mehr Fett sich im Körper befindet, desto höher ist das Risiko, Cellulite zu bekommen. Mit zunehmendem Alter wird auch die oberste Hautschicht, welche die Unterhaut schützt, immer dünner, sodass das darunterliegende unebene Fett eher sichtbar wird. Außerdem verhärten sich im Laufe der Jahre die Kollagenfasern, welche die Haut mit den darunter befindlichen Muskeln verbindet. Sie verkürzen sich im Laufe des Prozesses und ziehen die Haut herunter. Das ist der Grund, warum man dann die Noppen auf der Oberfläche sieht.

Sitzender Lebensstil

Heutzutage laufen wir am Tag durchschnittlich 13 km weniger als unsere Großeltern. Mit diesem Mangel an Bewegung liefern wir der Cellulite eine gute Basis, sich zu bilden. Beispiel: Je weniger wir uns bewegen, desto weniger Kalorien werden verbrannt, folglich nehmen wir leichter zu. Durch den Mangel an Bewegung verlangsamt sich auch die Durchblutung. Bewegung, Sport, Gymnastik – all dies hilft, um unser Herz zu stärken. Ohne Stärkung verlangsamt sich jedoch die Durchblutung. Das Problem ist für das Lymphsystem noch schlimmer. Es besitzt ja keine Pumpe, welche die Lymphflüssigkeit durch den Körper schickt. Stattdessen muss es sich ausschließlich auf das Zusammenziehen des Muskels verlassen. Wenn wir uns nicht regelmäßig bewegen, fließt auch die Lymphflüssigkeit langsamer.

Übergewicht

56 % aller deutschen Frauen sind übergewichtig, 20 % sind fettleibig. In Amerika werden 35 % der Bevölkerung als übergewichtig erachtet und weitere 25 % als fettleibig. Dieses Bild trifft für fast alle westlichen Länder zu. Natürlich können auch schlanke Frauen Orangenhaut bekommen, aber Cellulite ist Fett und deshalb sind übergewichtige Menschen dafür anfälliger.

Rauchen

Es gibt bis heute noch keine abschließenden Forschungsergebnisse, aber es wird stark vermutet, dass Rauchen die Bildung von Cellulite mit verursacht, weil Rauchen eine Massenproduktion von Freien Radikalen auslöst: Mit jedem Zug dringen Millionen davon in den Körper. Forscher in Japan fanden heraus, dass Rauchen die Produktion von Enzymen auslöst, den MMPs (Matrix Metallo Proteinen). Diese zerkleinern die Kollagenfasern und verdünnen so die Haut, wodurch die Orangenhaut sichtbarer wird. Der Körper hat es schwer, die Kollagenfasern zu reparieren, weil durch das Rauchen auch der Vitamin-C-Spiegel gesenkt wird und damit genau der Nährstoff, der für die Bildung von Kollagen nötig ist, fehlt.

Andere Gifte

Auch andere liebe Angewohnheiten können zur Bildung der Orangenhaut beitragen: zu hoher Alkoholkonsum, Koffeinabhängigkeit und Verzehr von zu fettiger und zu zuckerhaltiger Nahrung. Es ist bestimmt falsch zu behaupten, dass diese Dinge Cellulite verursachen, indem sie die Fettzellen mit ihrem Müll verstopfen, das heißt aber nicht, dass sie nicht mit in den Prozess verwickelt sind.

Zum einen bilden sie Freie Radikale und lösen Stress für das Lymphsystem aus. Zum anderen zerstören sie einige lebenswichtige Nährstoffe, die wir zur Fettverbrennung brauchen. Beispiel: Mit jeder Tasse Kaffee werden 6 mg Kalzium, das Fettzellen in Fettverbrenner verwandelt, aus unserem Vorrat zerstört.

Sonnenbaden

Obwohl gerade Sonnenbaden hilft, die Noppen auf der Haut zu verbergen, bewirkt es leider gerade das Gegenteil: Im Hochsommer reichen vier Minuten in der heißen Sonne, dann beginnt schon die Zerstörung der Kollagen- und Reißfestigkeitsfasern unter der Haut. Das Gleiche, was auch beim Altern und beim Rauchen geschieht, passiert auch jetzt: Die Haut über der Unterhaut verdünnt sich und die Cellulite wird dadurch sichtbar gemacht. Außerdem wird der Haut beim Sonnenbad Feuchtigkeit entzogen, sie wird trockener, dünner, weniger dehnbar und macht die Orangenhaut noch deutlicher.

Sind Sie übergewichtig?

Wenn Sie das herausfinden wollen, müssen Sie Ihren Body Mass Index (BMI) errechnen. Dafür gibt es eine einfache Formel:

BMI = Gewicht (kg) : Größe (m)^2

Sollte das Ergebnis zwischen 25 und 29,8 liegen, dann tragen Sie ein paar Kilo zu viel mit sich herum. Wenn Sie die reduzieren, bekämpft das nicht nur Ihre Orangenhaut, sondern stützt auch Ihr allgemeines Gesundheitsbefinden. Liegt das Ergebnis über 30, sind Sie schwer übergewichtig und sollten wirklich auch aus gesundheitlichen Gründen abnehmen.

Anmerkung: Sollten Sie Extremsportlerin sein und besonders viel Muskelmasse haben, verzerrt das natürlich die Messung. Bitten Sie Ihren Trainer oder jemanden in Ihrem Fitnessstudio, eine Körperfettmessung durchzuführen und Sie dementsprechend zu beraten.

Austrocknung

In einer jüngst erschienenen Ausgabe des „Journal des amerikanischen Ernährungsverbands" wurde geschätzt, dass 27 % von uns irgendwann einmal an Austrocknung leiden. Das führt zu einer Verlangsamung des Denkens, macht uns anfälliger für Kopfschmerzen und schlechte Laune und verleitet unseren Körper dazu, Wasser im Körper zu speichern. Einer der häufigsten Gründe für Flüssigkeitsspeicherung, die ja auch bei Cellulite stattfindet, ist Austrocknung. Sie müssen deshalb viel Flüssigkeit trinken, damit Ihr Körper das gespeicherte Wasser wieder abgibt. Sie brauchen nicht nur Wasser zu trinken, auch dünner Tee, Orangensaft, Mineralwasser, Milch oder koffeinfreie Diätgetränke versorgen Ihren Körper mit der dazu nötigen Flüssigkeit. Ihr Ziel sollte sein, acht Tassen Flüssigkeit am Tag zu sich zu nehmen.

Nahrungsmittel-Unverträglichkeiten

Diese treten auf, wenn der Körper seine Fähigkeit verliert, bestimmte Lebensmittelprodukte richtig zu verarbeiten. Die Nahrung bleibt dann länger als nötig im System, gärt dort und füllt den Körper so mit giftigen Substanzen. Der versucht dann, die Gifte mit Wasser zu verdünnen, das dann häufig in der Orangenhaut gesammelt wird. Die häufigsten Unverträglichkeiten treten nach dem Essen von Weizen oder Milchprodukten auf, der Körper reagiert mit Kopfschmerzen, Blähungen, Krämpfen oder Trägheit. Die Symptome verschwinden, wenn man ein paar Tage auf diese Produkte verzichtet. Wenn Sie übermäßig viel von diesen problematischen Nahrungsmitteln essen, nehmen Sie aus diesen Gründen am Tag 1,4–2,2 kg zu. Sollten Sie auf eines oder mehrere der gerade genannten Produkte empfindlich reagieren, gießen Sie statt Milch lieber mit Kalzium angereicherte Sojamilch oder Orangensaft über Ihr Müsli, um Ihre Kalziumaufnahme zu erhöhen, und meiden Sie Käse oder Joghurt.

Hormone

Ein weiterer Auslöser der Cellulite könnte aus mehreren Gründen das weibliche Hormon Östrogen sein: Cellulite tritt normalerweise erst mit der Pubertät auf, wenn Östrogen produziert wird, kann sich während der Schwangerschaft verstärken und ebenso während der Menopause, wenn der Hormonspiegel ein wenig verrückt spielt. Außerdem neigt Östrogen dazu, Flüssigkeit zu speichern.

Andere Fachleute sehen den Grund in einem Mangel oder einem Fehlen von Testosteron, das für festere und stärkere Verbindungsfasern unter der Haut sorgt und dadurch das Risiko vermindert, dass sich das Fett durch die Ritzen der Fasern drückt und als Noppen auf der Haut sichtbar wird. Es ist weder eine Lösung noch wünschenswert, den Testosteronspiegel im weiblichen Körper anzuheben. Sie können jedoch die Östrogenmenge reduzieren, indem Sie Ihr Gewicht niedrig halten, weil das Fettgewebe auch noch für eine eigene, wenn auch niedrige Östrogenproduktion sorgt.

Stress

Stress kann ein weiterer möglicher Verstärker der Cellulite sein. Wenn wir gestresst sind, neigen besonders unsere Nacken- und Rückenmuskeln dazu, sich zu verspannen. Das wiederum blockiert den Abfluss der Lymphflüssigkeit. Außerdem verführt Stress meistens zum „Frustessen" und damit zur Gewichtszunahme. Es steigert auch den Cortisol-Spiegel. Dieses Hormon regt den Appetit an und macht unseren Unterleib anfälliger dafür, dort Fett anzusammeln. Sollten Sie gerade in diesem Bereich zu viel Speck mit sich herumschleppen oder auf Ihrem Bauch Cellulite haben, ist höchstwahrscheinlich Stress der Hauptgrund dafür.

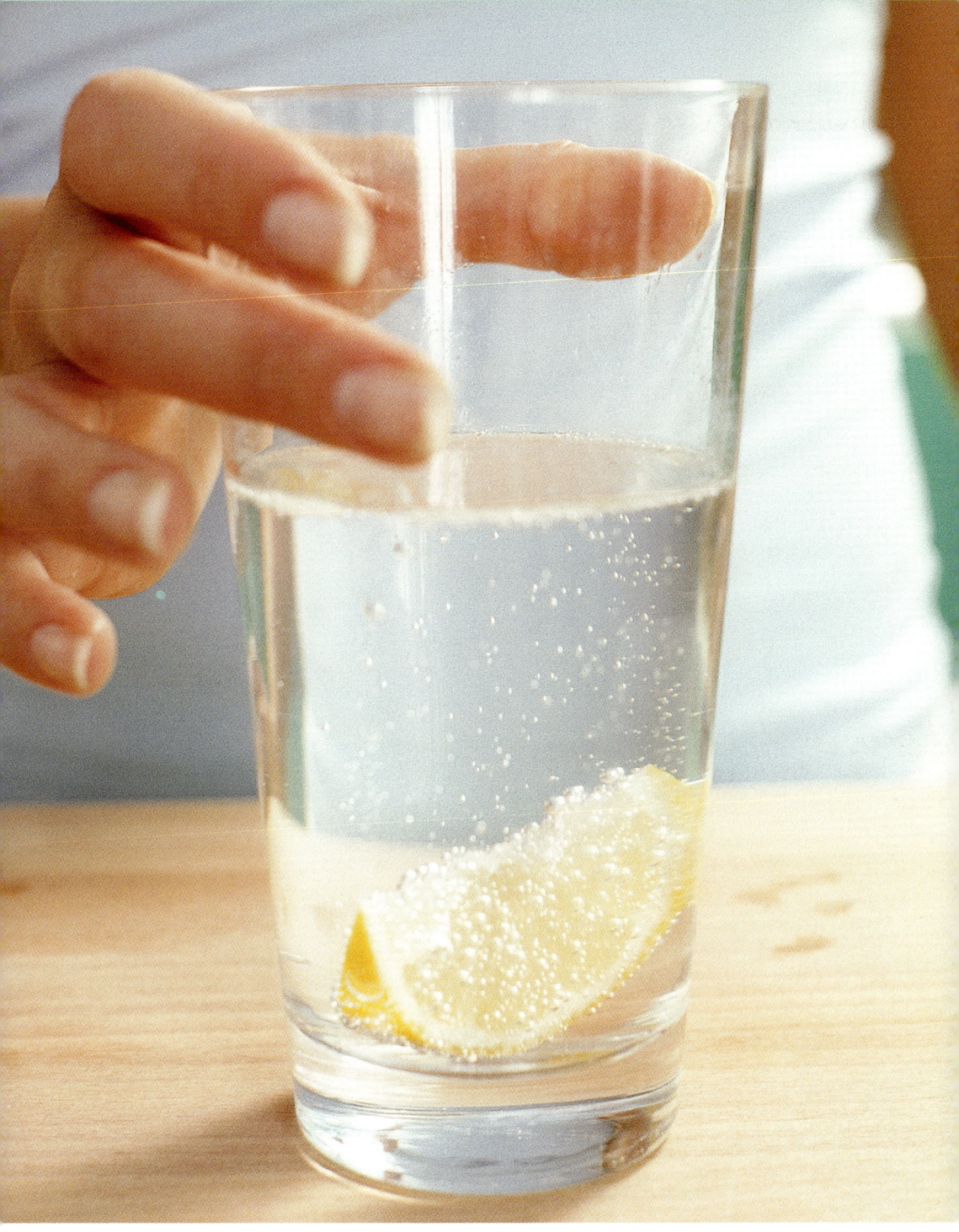

Wie die Methoden funktionieren

Wir wissen also, dass unser heutiger Lebensstil das Orangenhaut-Problem verursachen kann, nehmen wir nur das Beispiel Bewegung: Obwohl bekannt ist, dass Bewegung Cellulite reduziert, bewegen sich 65 % aller Deutschen nur einmal im Monat, in Amerika sogar nur 40 %.

Genauso schlecht schneiden wir ab, wenn wir unsere Essgewohnheiten unter die Lupe nehmen: Zucker und Fett sind die beiden Hauptfaktoren, die Cellulite auslösen. Der durchschnittliche Deutsche nimmt im Jahr ca. 35 kg Zucker und 33,5 kg Fett mit seiner Nahrung auf, beide Mengen sind viel zu hoch für einen guten Gesundheitszustand. Der Durchschnittsamerikaner konsumiert zwar 10 % weniger Fett, dafür aber dreimal so viel Zucker. Die traurige Wahrheit ist, dass Cellulite damit für fast alle von uns praktisch unausweichlich ist. Aber all das wird sich jetzt für Sie ändern.

Die folgenden Methoden nehmen alle physiologischen Ursachen der Cellulite in Angriff. Sie finden sieben unterschiedliche Konzepte mit Techniken, die Ihre Orangenhaut reduzieren oder gar ganz verschwinden lassen.

Damit Sie die beste Wirkung erzielen, befolgen Sie in den nächsten sechs Wochen am besten alle genannten Methoden. Die Vielfalt der Techniken hilft, Ihre überflüssigen Fett- und Flüssigkeitsmengen zu reduzieren und damit sehr schnell die Cellulite abzuschwächen. Dadurch verringern Sie die Menge Freier Radikaler, sorgen dafür, dass die beschädigten Kollagenfasern repariert werden und reduzieren die Gefahr, dass die Cellulite zurückkommt.

Am besten lesen Sie erst alle Methoden, bevor Sie mit dem Programm beginnen, denn für ein bestmögliches Ergebnis sollten sie zur gleichen Zeit angewandt werden. Keine Angst, Sie müssen sich nicht zu viele Informationen merken, denn anhand der „Auf-einen-Blick"-Leitfäden werden Sie sehr schnell wissen, was Sie wann tun sollten.

„Mix und Match"

Selbst wenn Sie zeitlich unter Druck stehen, können Sie cellulitefreie Schenkel haben. Sie profitieren allein schon davon, wenn Sie die Diät- und die Bewegungsmethode befolgen. Damit Sie das für Ihre Situation bestmögliche Ergebnis erreichen, bauen Sie andere Methoden so gut Sie können, aber in der folgenden Reihenfolge in Ihr Programm ein.

1. Benutzen Sie die Ernährungsergänzungsprodukte der angeführten Liste.
2. Legen Sie nachts eine gute Cellulite-Creme (s. S. 124–125) oder eine aromatherapeutische Mischung auf und tragen Sie diese mit der Lymph-Technik mit der Hand auf.
3. Bürsten Sie jeden Morgen fünf Minuten lang Ihre Haut (s. S. 104–105).
4. Bauen Sie die mentalen Ratschläge der psychologischen Methode in Ihr tägliches Denken ein.
5. Wenden Sie mindestens einmal in der Woche die Aromatherapie und die Wassertherapie aus der entsprechenden Methode an.
6. Legen Sie einmal in der Woche eine Bräunungscreme auf.
7. Gönnen Sie sich einmal in der Woche eine professionelle Massage.
8. Probieren Sie einige professionelle Anti-Cellulite-Schönheitsbehandlungen aus.

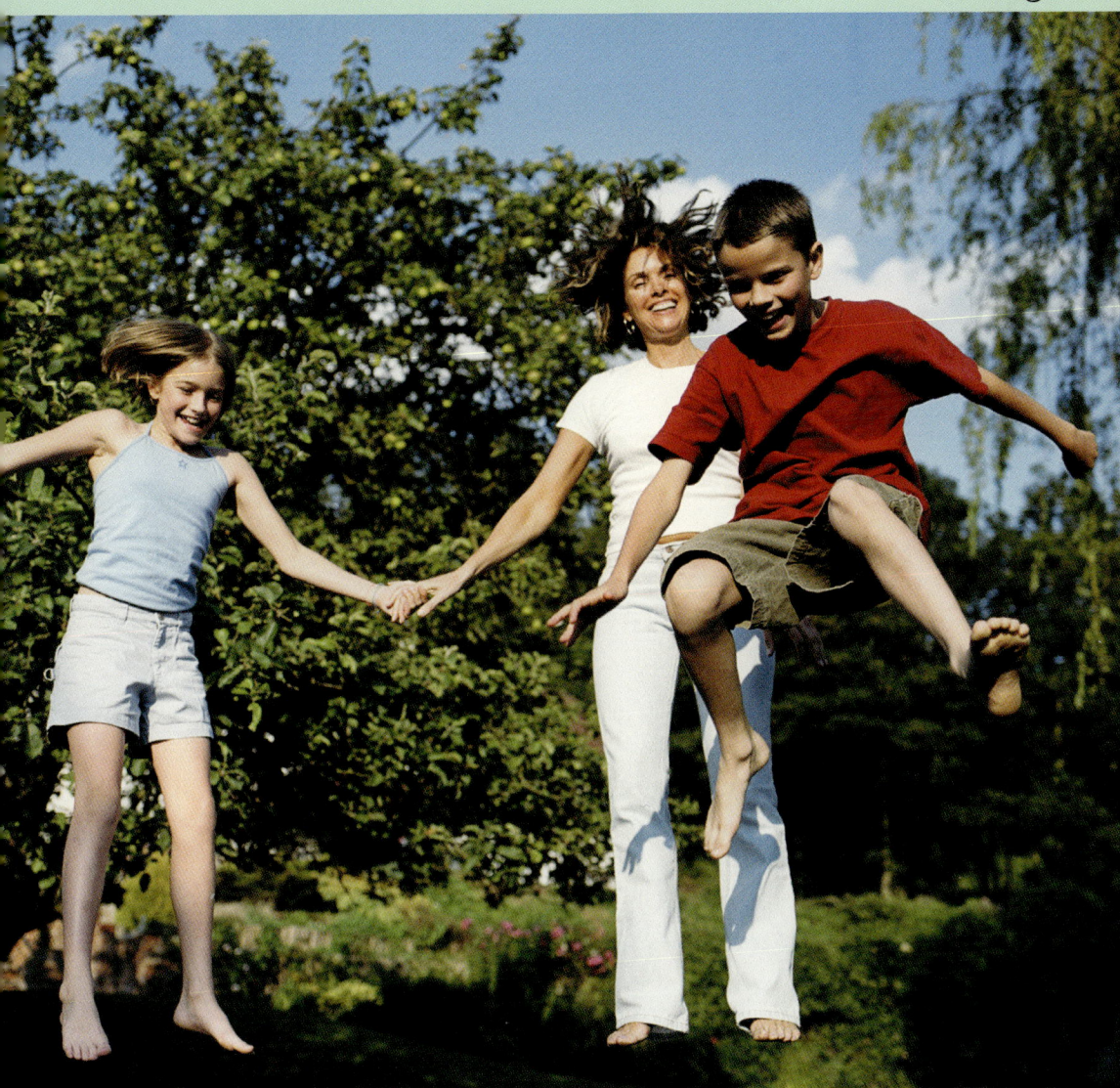

Womit müssen Sie rechnen?

Wie bei jedem anderen Wechsel, den wir aus gesundheitlichen Gründen vornehmen, können Sie auch während dieses Programms einige Nebeneffekte erleben, z. B. Kopfschmerzen, wenn Sie die Koffeinmenge herunterschrauben. Geraten Sie dann nicht in Panik! Sie finden bei jeder Methode wertvolle Tipps, wie Sie damit umgehen können, falls ein solcher Nebeneffekt auftreten sollte.

Eines der wichtigsten Kapitel in diesem Buch handelt davon, wie Sie nach dem Programm cellulitefrei leben können (s. S. 136 ff). Es macht keinen Sinn, wenn Sie sechs Wochen lang Ihre Cellulite in Angriff nehmen und danach in all Ihre alten Gewohnheiten zurückfallen, die die Verursacher waren. Dort erfahren Sie, wie Sie Ihr alltägliches Leben daraufhin umgestalten und die Cellulite unter Kontrolle halten können.

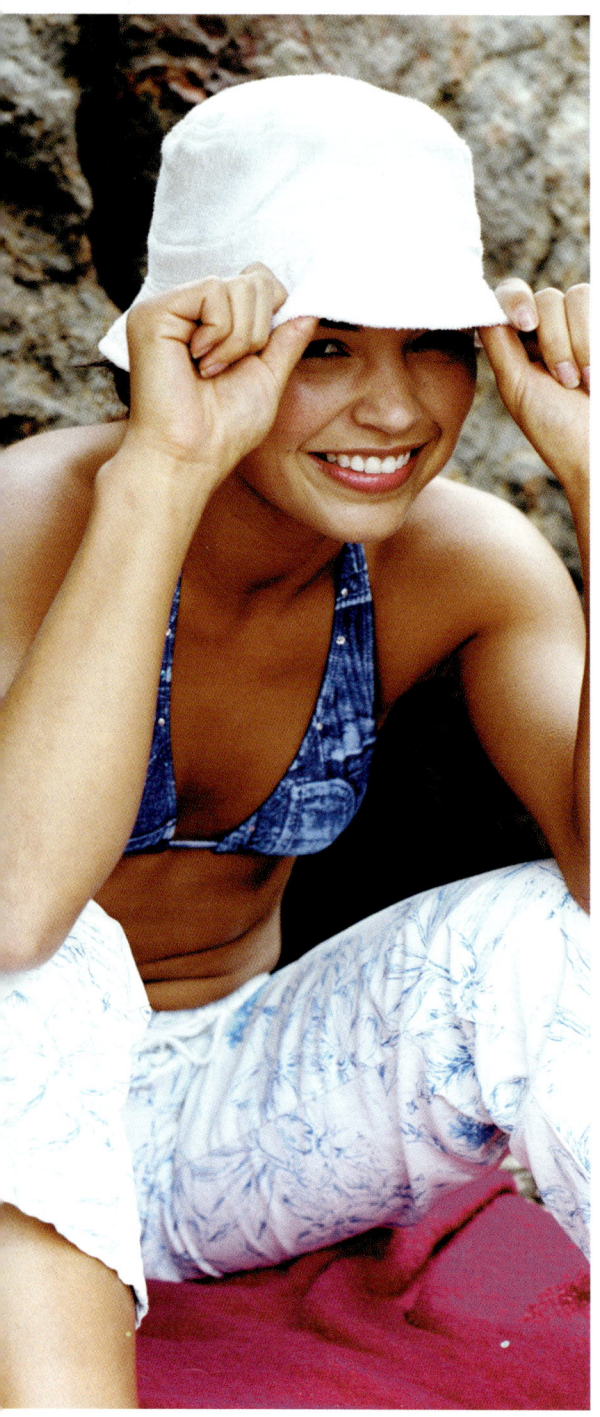

Sechs Wochen zum Erfolg

Warum sechs Wochen? Erfahrungsgemäß reichen den meisten Menschen sechs Wochen, um die angestrebten Ergebnisse zu erzielen. Diese Zeitspanne reicht, um den neuen Lebensstil nicht als etwas Fremdes und Aufgezwungenes zu empfinden, daraus eine Gewohnheit zu entwickeln und das neue Lebensgefühl als einen Teil von uns zu empfinden.

Was können Sie denn, realistisch gesehen, in sechs Wochen erreichen? Wenn Sie dieses Programm wie beschrieben befolgen, dann schaffen es die meisten Menschen ...

- mindestens 2,8 kg Übergewicht zu verlieren (das wird weniger sein, wenn Sie keine überflüssigen Pfunde zu verlieren haben).
- alles überflüssige Wasser auszuscheiden.
- den Muskeltonus zu stärken und den Hüft- und Oberschenkelumfang messbar zu verringern.
- ihre Durchblutung und den Lymphfluss zu stärken.
- die Entgiftungsfähigkeiten des Körpers zu verbessern.
- ein gesunderes Körpergefühl zu entwickeln.

Welchen Unterschied Sie genau bei Ihrer Cellulite sehen werden, hängt davon ab, in welchem Stadium sich diese befindet (s. S. 17). Es ist ganz klar, dass eine schwere Form von Orangenhaut nicht innerhalb von sechs Wochen verschwinden kann, obwohl auch in diesen Fällen ein drastischer Unterschied erkennbar sein wird.

Wenn Sie nach diesen sechs Wochen mit den Methoden weitermachen wollen – dann tun Sie das. Sollten Sie in dieser Zeitspanne viel Gewicht verlieren, dann überprüfen Sie erneut Ihren BMI (s. S. 19). Wenn Sie ein gesundes Gewicht erreicht haben oder halten wollen, halten Sie nicht mehr die Portionen des Speiseplans ein, weil Sie sonst noch mehr Pfunde verlieren werden. Lesen Sie dann die Ratschläge auf S. 29 „Was ist, wenn ich nicht abnehmen muss?", um zu erkennen, wie Sie Ihren ganz persönlichen Speiseplan aufbauen können.

Zeit nehmen

Es mag im ersten Moment schwierig erscheinen, die Zeit für die Umsetzung dieses Programms zu finden. Jedenfalls wird der Unterschied zwischen Zeit finden und Zeit nehmen der Schlüssel zum Erfolg sein. Hier kommen acht nützliche Ideen:

1. Stehen Sie auf, wenn Sie aufwachen

Dieses „noch ein halbes Stündchen", das Sie länger im Bett verbringen, macht Sie nicht wirklich frischer. Sie gewinnen so 10 bis 30 Minuten pro Morgen, also genug Zeit, Ihre Übungen oder eine Aromatherapie zu machen.

2. Gehen Sie später zu Bett

Nicht Stunden später, aber nutzen Sie zehn Minuten, bevor Sie ins Bett gehen, um Ihr Lunchpaket für den nächsten Tag zu machen und Ihre Anti-Cellulite-Creme aufzutragen.

3. Nutzen Sie Ihre Mittagspause

Menschen, die Mittagspause machen und nicht durcharbeiten, sind am Nachmittag produktiver. Nutzen Sie Ihre Mittagspause für einen kurzen Spaziergang, einen Dauerlauf oder einen Besuch im Fitnessstudio, und Sie fühlen sich energiereicher.

4. Fahrtzeiten

Überlegen Sie, ob es Ihnen nicht möglich ist, den Weg zur oder von der Arbeit zu Fuß zu gehen. Wenn Sie in einer großen Stadt wohnen, kann das sogar schneller sein.

5. Wartezeiten

Nutzen Sie die Zeit, in der das Abendessen kocht, die der Wasserkocher zum Wasser kochen braucht, in der das Badewasser einläuft ... für Bürstenmassagen, zum Auftragen von Bräunungscreme oder für eine paar Übungen.

6. Fernsehzeiten

Sollten Sie aufgrund von Kindern oder Sparmaßnahmen Ihre Abende vor dem Fernseher verbringen, können Sie stattdessen ein Verwöhnprogramm oder Techniken aus dem Schönheitsprogramm ausprobieren. Auch beim Fernsehen oder während der Werbeblöcke können Sie ein paar Übungen machen. Manche stellen sich sogar einen Heimtrainer ins Wohnzimmer und fahren Rad.

7. Zeit mit Kindern

Mit Kindern ist es nicht ganz so einfach, Zeit fürs Fitnessstudio zu finden, also bauen Sie Ihre Kinder mit in Ihr Programm ein. Ältere Kinder können Fahrrad fahren, während Sie joggen, Krabbelkinder schieben Sie dabei im Sportwagen. Oder machen Sie Aktivitäten für alle: Fußball spielen im Park, Rollschuh laufen oder mit der Frisbeescheibe spielen. Damit stärken Sie auch die Gesundheit Ihrer Kinder.

8. Zeit mit Freunden

Wenn ein Treffen mit Freundinnen bisher bedeutete, sich zum Essen oder in einer Kneipe zu treffen, schlagen Sie etwas Aktiveres vor: Bowling, Salsa-Kurs, Nachtclub oder Schlittschuh laufen. Oder machen Sie gemeinsam mit ihnen einen Verwöhnabend im Schönheitssalon. So können Sie Ihre Freundinnen treffen und gleichzeitig Ihr Programm durchführen.

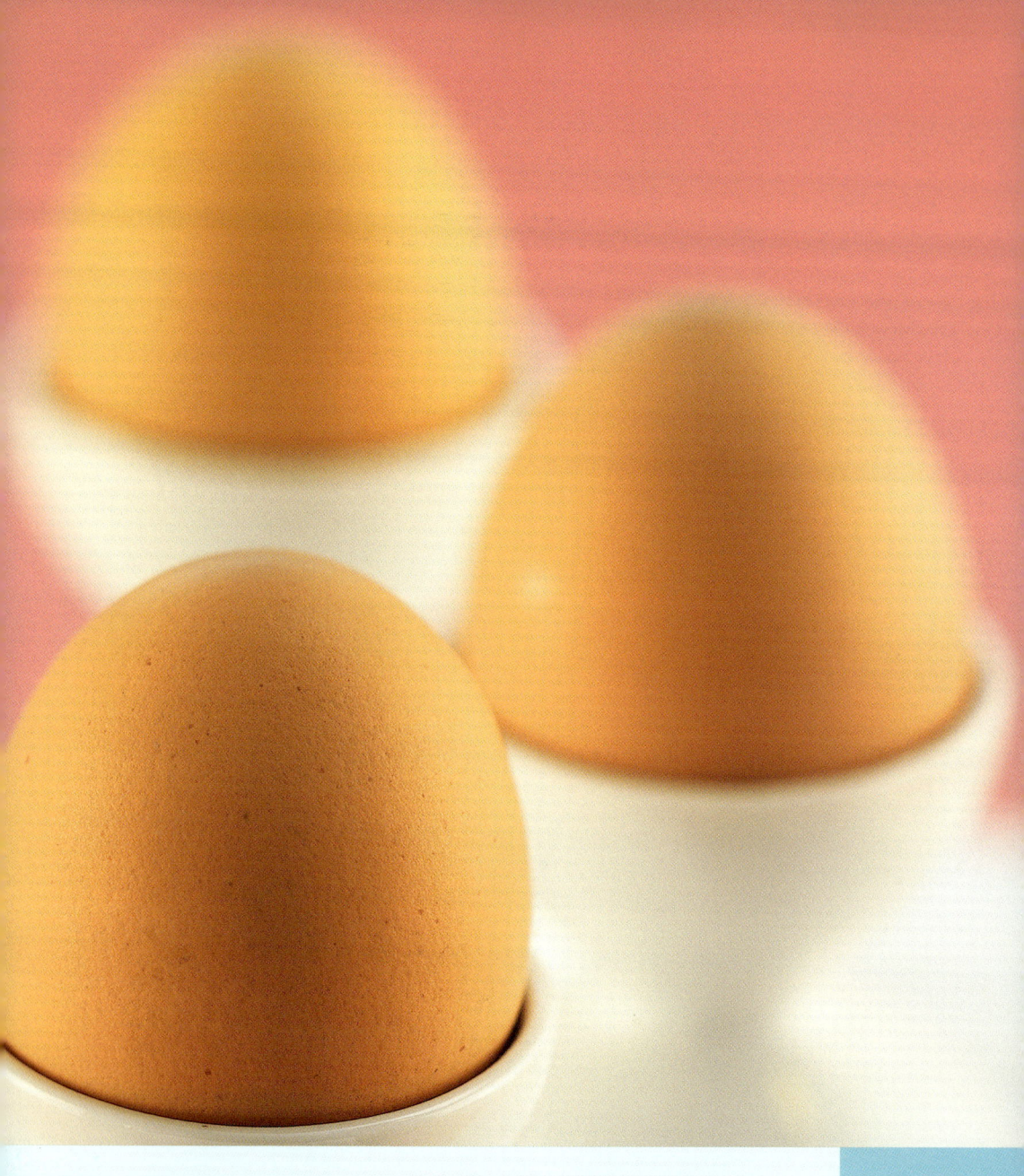

1. Methode: Diät

Das Ziel der Diät-Methode ist, die unglaublichen Kräfte in Nahrungsmitteln zu nutzen und beim Kampf gegen die Cellulite einzusetzen. Ernährungsexperten erkennen immer mehr, welchen Einfluss Nahrung auf unseren Gesundheitszustand und darauf, wie gesund wir aussehen, hat. Es wird geschätzt, dass 40 % der Krebserkrankungen verhindert und das Leben von bis zu einer Million Menschen mit Herzproblemen durch eine andere Ernährung gerettet werden könnte. Selbst schwächer werdende Sehfähigkeit, Diabetes oder Hirnschlag können durch eine besondere Diät bekämpft werden. Wen wundert es da, wenn etwas verhältnismäßig Harmloses wie Cellulite durch eine Ernährungsveränderung in Angriff genommen werden kann?

Es gibt nicht ein einziges Element der Cellulite, das nicht durch Nahrung positiv beeinflusst werden kann. Oft hilft es schon, die Lebensmittel wegzulassen, die zur Bildung der Orangenhaut beitragen, oder solche zu essen, die den Körper beim Loswerden derselben unterstützen. In diesem Kapitel erfahren Sie darüber mehr. Sie lernen auch, sich von schädlichen Nahrungsmitteln zu trennen, ohne sie zu vermissen, und wie Sie Ihren Körper mit Cellulite bekämpfender Nahrung regelrecht überschwemmen können und trotzdem weiter Gewicht verlieren.

Das Beste an der Diät-Methode ist, dass Sie zwar eine Diät machen, aber weder hungrig oder grantig sind, noch eines bestimmten Nahrungsmittels überdrüssig werden. Es gibt keine Hungertage, Safttage, Kopfschmerzen aufgrund von Hunger oder einen knurrenden Magen. Es geht nicht darum, Ihrem Körper etwas vorzuenthalten, sondern ihn mit Energie zu versorgen. Einige Nahrungsmittel sollten Sie lieber ganz streichen, aber in erster Linie werden Sie Ihren Körper mit guten Sachen füttern, damit er Gewicht und überflüssiges Wasser verliert. Sie werden Nahrung essen, die Ihre Haut mit entgiftenden Substanzen versorgt, damit die Schäden der Freien Radikale behoben werden. Sie werden Ihr Abwehrsystem stärken und den Lymphdruck reduzieren und hochwertige Nährwerte zu sich nehmen, welche die Hautregenerierung unterstützen. All diese Mittel werden die Cellulite an ihrer Quelle bekämpfen.

Inhalt

Gewicht verlieren

Bei der Diät wird drei Gegnern der Kampf angesagt: Flüssigkeit, Fett und Freien Radikalen. Alle drei Annäherungswege sind wichtig. Das Allerwichtigste wird für die meisten das Abnehmen sein, um dadurch die überfüllten Fettdepots zu verkleinern.

Wir nehmen zu, wenn wir mehr Energie in Form von Kalorien oder Kilojoule zu uns nehmen, als wir am Tag brauchen. An jedem Tag, an dem wir 3500 kcal (14 700 kj) mehr essen, als wir verbrennen können, nehmen wir ungefähr 0,5 kg zu. Genetisch bedingt lagert sich diese überschüssige Menge am liebsten auf den Hüften oder an den Oberschenkeln ab, deshalb nehmen wir bei einer Diät als Erstes an den Brüsten oder am Bauch ab. Soll auch an den unteren Körperteilen Fett abgebaut werden, müssen wir nur mehr Kalorien verbrauchen, als wir essen. Hat der Oberkörper erst einmal Fett abgegeben, wird auch die untere Körperhälfte reagieren.

Wie viel muss ich reduzieren, um abzunehmen?

So wie 3500 kcal (14 700 kj), die wir zu viel aufnehmen, zu einer Gewichtszunahme von 0,5 kg führen, wird diese Menge verloren, wenn wir genau diese Kalorienmenge einsparen. Es geht aber nicht um „Je mehr ich streiche, desto besser!" Unser Körper funktioniert immer noch wie zu Neandertalzeiten. Er erinnert sich daran, dass manchmal keine Nahrung zu finden war und, wenn der Vorrat aufgebraucht war, Hunger einsetzte. Wenn Sie die Nahrungsaufnahme also drastisch reduzieren, denkt Ihr Körper, dass Sie hungern. Er verlangsamt den Stoffwechsel und verbrennt weniger Kalorien. Deshalb ist es wichtig, den Essensplan nur um 500 kcal (2100 kj) zu reduzieren. Wenn Sie das jeden Tag machen, verlieren Sie in einer Woche 0,5 kg. Das klingt sehr langsam, aber auf diese Weise verlieren Sie eher Fett als Muskelmasse.

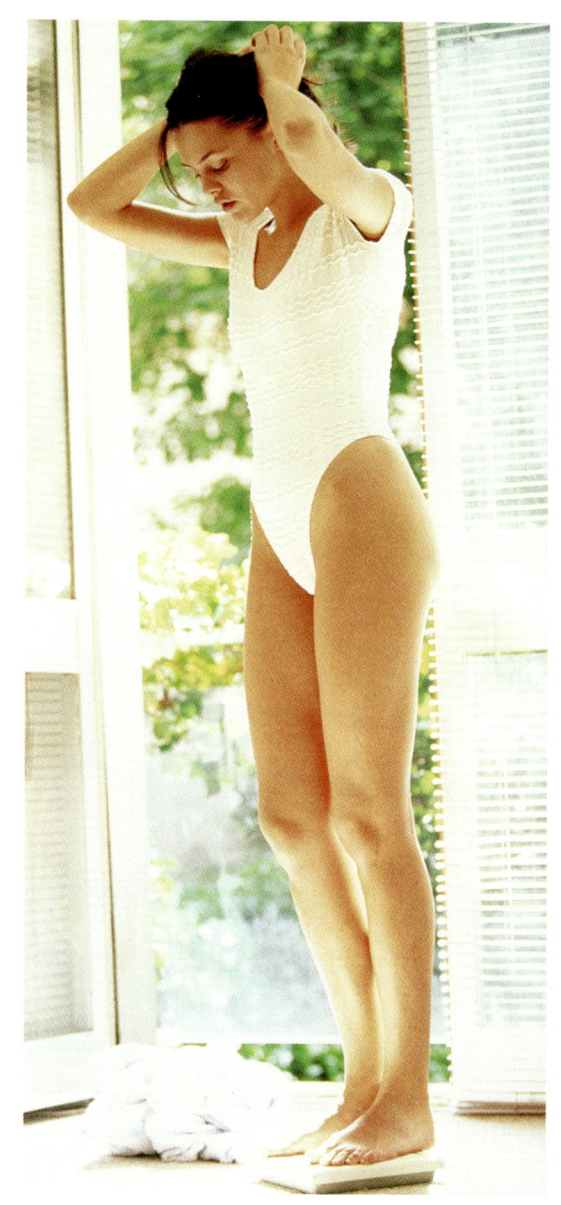

Welche Kalorienmenge sollte ich zu mir nehmen?

Wenn Sie ausrechnen wollen, wie viele Kalorien Sie am Tag verbrauchen und wie viele Sie dementsprechend essen sollten, gibt es eine Formel, mit der man den körpereigenen energetischen Grundumsatz, d. h. wie viele Kalorien der Körper im Ruhezustand verbrennt, errechnen kann:

Nehmen Sie Ihr Gewicht in Pfund mal 10 und Sie erhalten die Kalorienzahl. Oder nehmen Sie Ihr Gewicht in Kilogramm mal 92,4, dann wissen Sie, wie viele Kilojoule Ihr Körper im Ruhezustand verbrennt.

Gewicht in Pfund x 10 =
        Verbrannte Kalorien pro Tag
Gewicht in Kilogramm x 92,4 =
        Verbrannte Kilojoule pro Tag

Natürlich liegen die meisten von uns nicht den ganzen Tag auf der Couch herum und tun nichts – wir bewegen uns. Deshalb hängt es davon ab, wie aktiv Sie sind, um den richtigen Wert zu bekommen.

- Wenn Sie einer sitzenden Tätigkeit, z. B. Büroarbeit, nachgehen, multiplizieren Sie das wie oben erschlossene Ergebnis mit 1,3.
- Wenn Sie sich bei Ihrer Arbeit gemäßigt bewegen, z. B. als Hausfrau oder Verkäuferin, multiplizieren Sie das Ergebnis mit 1,4.
- Wenn Sie sich regelmäßig bewegen, z. B. als Briefträgerin oder Politesse, multiplizieren Sie das Ergebnis mit 1,5.
- Wenn Sie sich beruflich körperlich viel bewegen, z. B. als Fitness-Trainerin oder Kurier, multiplizieren Sie das Ergebnis mit 1,7.

Jetzt wissen Sie, wie viel Energie Sie an einem durchschnittlichen Tag verbrennen. Von dieser Menge sollten Sie 500 kcal (2100 kj) streichen, um in einer Woche 0,5 kg zu verlieren. Wenn Sie z. B. 70 kg wiegen und als Verkäuferin arbeiten, sähe Ihre Kalkulation so aus:

In Kalorien:
154 x 10 x 1,4 = 2156 verbrannte kcal pro Tag
2156 – 500 = Sie können am Tag 1656 kcal zu sich nehmen.

In Kilojoule:
70 x 92,4 x 1,4 = 9055 verbrannte kj pro Tag
9055 – 2100 = Sie können am Tag 6955 kj zu sich nehmen.

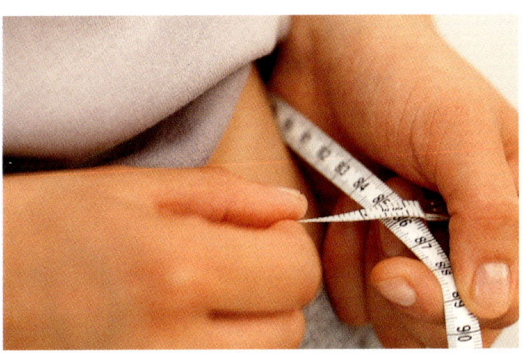

Was ist, wenn ich nicht abnehmen muss?

Sie haben beim Errechnen Ihres Body Mass Indexes (BMI) auf S. 19 herausgefunden, dass Ihr Gewicht optimal ist. Wenn Sie jetzt noch abnehmen, verlieren Sie noch mehr Fett oder noch schlimmer, straffe Muskelmasse, wodurch das Cellulite-Problem noch verschlimmert wird, weil die Muskeln die Fettschicht halten, sie straffen und fest erhalten. Trotzdem sollten Sie an dem Essensplan festhalten, weil die aufgeführten Nahrungsmittel Ihnen helfen, überflüssiges Wasser loszuwerden und den Schaden der Freien Radikale einzudämmen, jedoch sollten Sie die Kalorienmenge erhöhen. Die Gerichte enthalten ungefähr 1500 kcal (6300 kj). Entweder vergrößern Sie einfach die Portion oder Sie essen zwischendurch noch eine Kleinigkeit, sodass Sie am Tag so viel Kalorien zu sich nehmen, wie Sie verbrauchen.

Erfolgreich Gewicht verlieren

Die meisten Menschen verabscheuen Diäten und scheitern daran. Sie werden gleich die Gründe verstehen und auch erkennen, warum es Ihnen mit dieser Diät anders ergehen wird.

Sie sind hungrig

Das passiert, wenn Sie zu wenig essen oder Nahrung zu sich nehmen, die nicht satt macht. Das wird Ihnen hier nicht passieren, weil die Gerichte aus gesunden, hochwertigen Nährstoffen bestehen und Sie regelmäßig und viel essen werden. In den Gerichten sind große Mengen an Proteinen, die unseren Körper eine ganze Weile mit Verdauen beschäftigen und Sie satt halten. Sollten Sie trotzdem hungrig werden, schnuppern Sie an Fenchelöl (nicht, wenn Sie darauf allergisch reagieren!), das unterdrückt Ihren Appetit.

Sie sind auf Nahrung fixiert

Die unterschiedlichen Mengen und ein regelmäßiger Essrhythmus sollten diese Fixierung eigentlich stoppen. Sollten Sie dennoch Gelüste auf etwas Bestimmtes verspüren, nehmen Sie den nachfolgend beschriebenen Rat an.

Sie vermissen Ihr Lieblingsessen

Wenn Sie im Laufe der Diät eine unstillbare Lust auf Ihr Lieblingsessen verspüren (und es tatsächlich das Essen ist und nicht die Umarmung eines Freundes), gönnen Sie sich eine 100 kcal- (420 kj-) Portion davon. Das könnte eine kleine Tüte fettarme Chips sein, ein Schokoladenkeks, 25 g Apfelmus oder andere gekochte Süßigkeiten oder 40 g fettarmes Eis. Oft reicht das Wissen, dass Sie es dürfen, aus, um die Lust darauf zu stillen. Und sollten Sie die angegebene Menge tatsächlich essen, werden Sie eine geringere Menge als die sonst übliche zu sich nehmen. Viele versuchen, mit dieser Lust umzugehen, indem sie Berge irgendwelcher Diätprodukte in sich hineinschlingen, und essen damit mehr Kalorien, als sie mit einer kleinen Portion ihres tatsächlichen Verlangens tun.

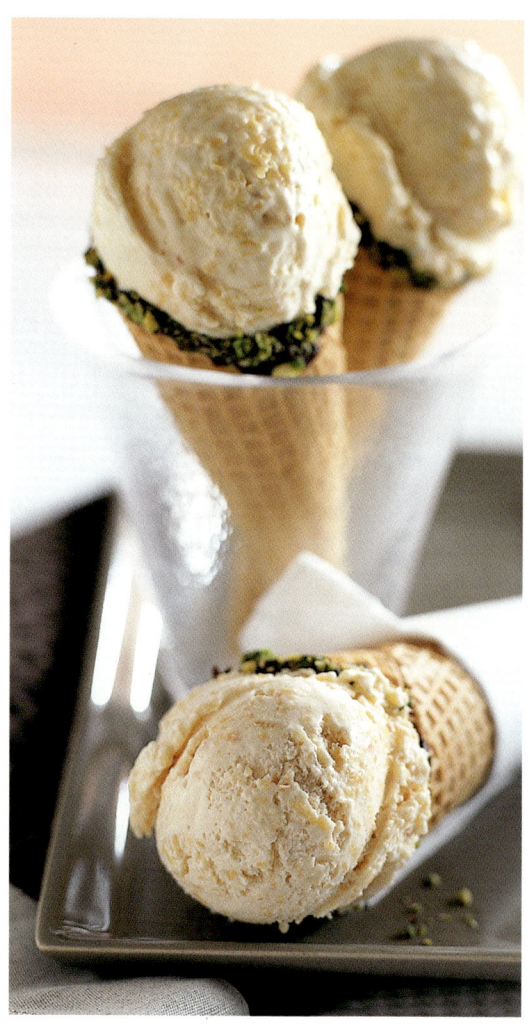

Sie denken, Sie schaffen es nicht

Sobald Sie etwas zu sich nehmen, das nicht auf dem Plan steht, denken Sie vielleicht, Sie hätten versagt. Das stimmt so nicht! Eine Portion mit einem hohen Fettanteil macht Sie weder dick noch wird sie Sie daran hindern abzunehmen. Das schaffen nur die zweiten, dritten oder vierten Portionen. Wenn Sie aus dem Programm rutschen, geraten Sie nicht in Panik und geben Sie nicht auf, sondern kehren Sie einfach zurück.

Die Kalorientabelle von einigen bekannten Nahrungsmitteln

	kj	kcal
Milch (halbfett, pro 600 ml)	820	195
Nüsse (25 g)	760–800	180–190
Kartoffel (175 g)	630	150
Dose alkoholfreies Getränk (keine Diät)	550	130
Olivenöl (1 Esslöffel)	525	125
Käse (hart, 25 g)	460	110
Müsli (ohne Zuckerzusatz, 25 g)	460	110
Cornflakes (25 g)	440	105
Avocado (1 Hälfte)	420	100
Fruchtsaft (250 ml)	420	100
Reis (25 g Trockengewicht)	420	100
Nudeln (25 g Trockengewicht)	420	100
Kleieflocken (25 g)	380	90
Banane	380	90
Speck (gegrillt, 1 Scheibe)	360	85
Wein (125 ml)	354	85
Ei	340	80
Brot (1 Scheibe)	340	80
Lammkotelett (Fett entfernt, 25 g)	260	62
Apfel	250	60
Rindfleisch (25 g Steak oder Roastbeef)	210	50
Orange	210	50
Hähnchen (Haut entfernt, 25 g)	135	32
Reiskuchen (je Stück)	125	30
Schalentier (ohne Schalen, 25 g)	105–125	25–30
Fisch (frisch, 25 g)	85–125	20–30
Tofu (25 g)	105	25
Hüttenkäse (fettarm, 25 g)	90	22
Bohnen (roh, 25 g)	85	20
Zucker (1 Teelöffel)	70	17
Joghurt (fettarm, 1 Esslöffel)	42	10
Wassermelone (25 g)	38	9
Gemüse (grün, 25 g)	17–34	4–8
Beeren (25 g)	30	7
Kaffee (ohne Milch)	0	0
Tee (ohne Milch)	0	0

Nahrungssünden bei Cellulite

Eine Diät hilft ausgezeichnet gegen Cellulite – aber was wir essen, kann genauso gut der Auslöser für Orangenhaut sein. Viele Nahrungsmittel sind gut für unseren Körper, andere dagegen halten Wasser zurück, zerstören die Haut, sorgen für schlechte Durchblutung, sogar für einen langsamen, trägen Lymphfluss. Diese Lebensmittel sollte man tunlichst aus seinem Nahrungsprogramm entfernen oder zumindest massiv reduzieren. Hier sind die sieben Spitzenreiter:

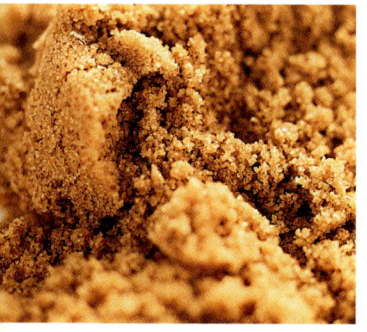

Zucker

Zucker nehmen wir normalerweise schön eingepackt in fettiger, kalorienreicher Nahrung zu uns. Wissenschaftler der Staatlichen Universität in Buffalo haben entdeckt, dass die Anzahl Freier Radikale nach dem Verzehr von 300 kcal (1260 kj) um 140 % ansteigt. Das ist schon schlimm für Ihr Kollagen, aber Zucker sorgt außerdem dafür, dass sich Ihre Kollagenfasern verhärten, wodurch die Felderhaut auf der Haut heruntergezogen und das Fett sichtbarer wird. Die Verhärtungen treten in den Arterien und Blutgefäßen auf und verlangsamen die Durchblutung. Versuchen Sie während der Diätphase, Zucker komplett zu streichen.

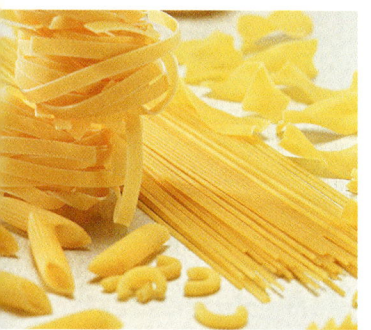

Weizen

Wir wissen spätestens seit S. 20, dass Nahrungsmittel-Unverträglichkeiten Cellulite auslösen können. Sie treten auf, wenn unser Körper einem bestimmten Lebensmittel zu oft ausgesetzt ist, und Weizen ist einer der schlimmsten Übeltäter. Ihn kann man in Brot, Nudeln, Pizza, Teilchen, Plätzchen und Kuchen finden. Er wird auch gerne als Nahrungsergänzungsmittel benutzt (z. B in Brühwürfeln, Fertigsoßen und Würstchen). Außerdem befinden sich im Weizen oft natürliche Chemikalien, so genannte Lektine, von denen viele allerdings giftig für unseren Körper sind. Streichen Sie deshalb Weizen von Ihrem Speiseplan.

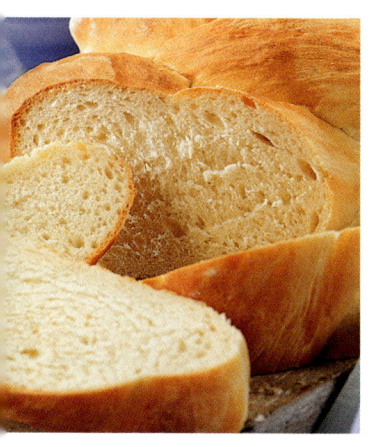

Raffinierte Kohlenhydrate

Dazu gehören weißer Zucker, Mehl, Nudeln und Brot. Sie machen einen Großteil unserer Nahrung aus und können der Auslöser für eine Gewichtszunahme sein. Raffinierter Zucker löst einen plötzlichen Glukosefluss aus, der durch den Zucker in unser System gelangen kann und dort als Energielieferant nützlich wird. Der Körper versucht dann, die Balance zu finden, und reagiert darauf mit der Produktion von Insulin, welche die Glukose in die Fettkammern schiebt. Wegen diesem konstanten Auf und Ab reagieren rund 25 % der Bevölkerung immer weniger auf Insulin, d. h. der Körper muss mehr produzieren, um sein Ziel zu erreichen, und erhöht damit die abgelagerte Fettmenge. Um diese Effekte zu vermeiden, wechseln Sie zu Vollkornprodukten wie braunem Reis, weizenfreien Nudeln, Roggen, Pumpernickel, Haferplätzchen und Müsli auf Kleiebasis.

Gesättigte Fette und Transfette

Wenn Sie zunehmen wollen, essen Sie Fett. Mit 9 kcal (38 kj) auf 25 g (Kohlenhydrate und Proteine haben die Hälfte) essen Sie wahrscheinlich davon mehr, als Sie brauchen. Außerdem verdoppeln gesättigte Fette (die sich in tierischen Produkten wie Fleisch, Butter und Vollmilchprodukten befinden) und veränderte pflanzliche Fette, die man Transfette nennt (wie Margarine und Brotaufstriche), sofort die Anzahl der Freien Radikale. Versuchen Sie, den Fettgehalt unter 30 % Ihres täglichen Bedarfs zu halten, wobei nicht mehr als 10 % aus gesättigtem Fett bestehen sollten.

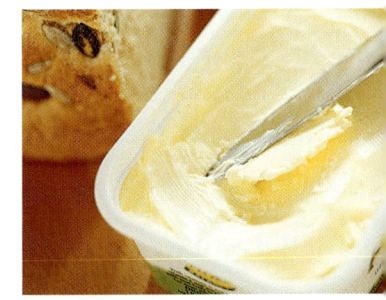

Koffein

In vielen Anti-Cellulite-Konzepten wird Koffein total verbannt. Bei dieser Diät können Sie kleinere Mengen trinken, weil dadurch Ihr Kreislauf angeregt und der Stoffwechsel beschleunigt wird. Sollten Sie jedoch mehr als eine Tasse trinken, ändert sich das: Ihre Arterien verhärten und der Kreislauf verlangsamt sich, was zur Folge hat, dass der Stoffwechselantrieb aufhört. Sie verspüren ein wachsendes Bedürfnis nach zuckerhaltigen Leckerbissen, weil die hohen Mengen Koffein ein plötzliches Rauf und Runter des Blutzuckerspiegels auslösen. Beschränken Sie Ihren Koffeinkonsum auf eine Tasse Tee, Kaffee oder Cola alle drei Stunden und trinken Sie nicht mehr als zwei oder drei Tassen am Tag.

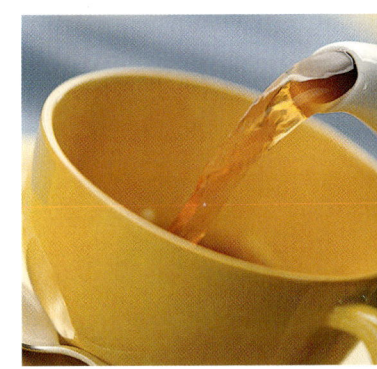

Alkohol

Genau wie Kaffee ist bei dieser Diät auch der Alkohol nicht verbannt, sollte aber mit Bedacht getrunken werden. In kleinen Mengen genossen, erweitert er die Blutgefäße und verdünnt das Blut. Das ändert sich schon nach einem Glas, dann steigt der Fettgehalt im Blut und verlangsamt die Durchblutung. Alkohol bildet auch jede Menge Freie Radikale und erhöht den Östrogenspiegel (wodurch mehr Wasser gespeichert werden kann). Schließlich verändert Alkohol auch noch den Verdauungsprozess im Magen, wodurch Vitamine und Fettverbrenner wie Vitamin C, Zink und Kalzium reduziert aufgenommen werden. Versuchen Sie während der Diät, nicht mehr als ein Glas Alkohol am Tag zu trinken.

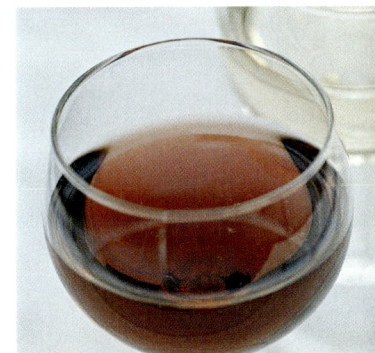

Salzige Nahrung

Der Flüssigkeitsspiegel unseres Körpers wird durch zwei Mineralien gesteuert: Natrium und Kalium. Wenn diese beiden im Gleichgewicht sind, stimmt auch der Flüssigkeitsspiegel – das ist aber oft nicht so. Die meisten Menschen essen mit Chips, Erdnüssen, Schinken und Fertiggerichten zu viel Salz. Der Körper versucht, diese Mengen zu verdünnen, indem er Flüssigkeit im Gewebe zurückhält, das dann das Cellulite-Problem verschlimmern kann. Die Weltgesundheitsorganisation empfiehlt, nicht mehr als 5 g Salz am Tag zu sich zu nehmen – lesen Sie also sorgfältig die Etiketten und salzen Sie beim Essen und Kochen nicht nach.

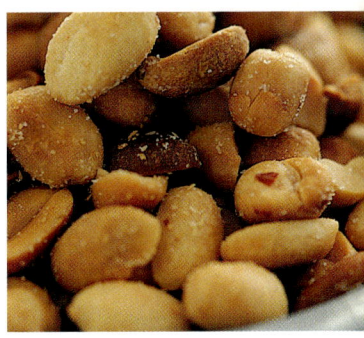

Die Top 20 der Anti-Cellulite-Lebensmitte

Jetzt kennen Sie die „schlimmen" Nahrungsmittel und fragen sich vielleicht, was Sie denn während der Diät essen werden. Die Antwort darauf ist einfach: Alles, was in der „Sündenliste" nicht aufgezählt ist. Die beste Wirkung erzielen Sie mit den folgenden Nahrungsmitteln, die tatsächlich Cellulite bekämpfende Eigenschaften besitzen.

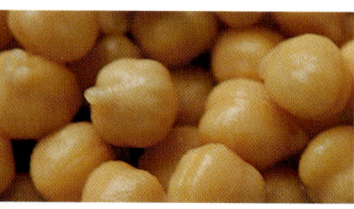

Bohnen und Hülsenfrüchte
Sie sind voller Ballaststoffe und ein tolles Diätgemüse. Außerdem liefern sie Proteine und sind wichtige Kalzium-Lieferanten, die Fett bekämpfen. Das in ihnen enthaltene Kalium hilft beim Flüssigkeitsabbau.

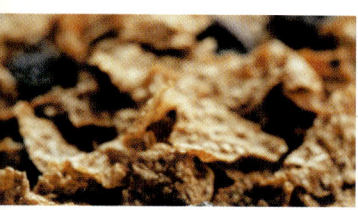

Kleie- und Hafer-Müslis
Das Frühstück ist die wichtigste Tagesmahlzeit für Menschen, die unter Orangenhaut leiden. Menschen, die regelmäßig Müsli essen, wiegen durchschnittlich 4 kg weniger. Außerdem ist es reich an Ballaststoffen und hält unseren Energiespiegel hoch.

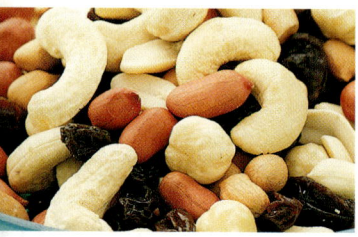

Nüsse
Nüsse enthalten viel hochwertiges Protein und sind voller Nährstoffe. Nur zwei Paranüsse versorgen unseren Körper mit der benötigten Tagesmenge des wichtigen Antioxidanten Selen. Außerdem enthalten sie Vitamin E, das unsere Durchblutung und unsere Haut belebt, und einfach ungesättigte Fettsäuren, die dem Körper bei der Fettverbrennung helfen.

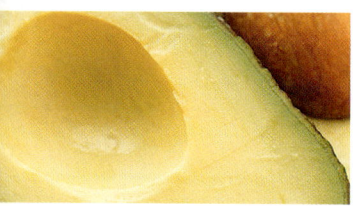

Avocados
Sie mögen zwar viele Kalorien haben, sind aber bis oben hin voll mit wichtigen Fettsäuren, die unsere Haut gesund halten und die Durchblutung unterstützen und so helfen Fett zu verbrennen. Außerdem enthalten sie Vitamin C für eine gesunde Haut und Beta-Sitosterol, das Cholesterin bekämpft und die Durchblutung anregt.

Lebensmittel aus kontrolliertem biologischem Anbau?
Die konventionellen Lebensmittel können giftige Spuren von Pestiziden und Dünger enthalten. Der Körper schiebt sie in die Fettkammern, wo sie weniger Schaden anrichten, und flutet sie dort mit Wasser, um die Giftstoffe zu verdünnen, was die Cellulite verschlimmert. Wenn Sie sich nicht mit biologisch-kontrollierter Nahrung ernähren wollen, schälen oder schrubben Sie vor dem Verzehr die Schale aller Früchte und Gemüsesorten.

Bananen

Sie stärken die Blutgefäße, sorgen für einen gesunden Kreislauf und sind ein großartiger Leckerbissen für zwischendurch. Außerdem enthalten sie Ballaststoffe und Vitamin B_6, die bei der Flüssigkeitsbekämpfung helfen, und Magnesium, das beim Stressabbau und der damit verbundenen Gewichtszunahme hilft.

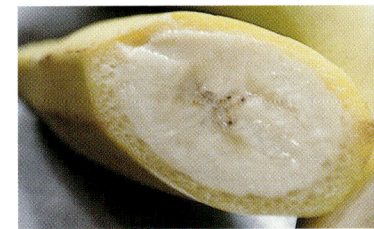

Ananas

Sie wirkt entzündungshemmend, hilft beim Abbau der angestauten Flüssigkeit und unterstützt die Heilung der beschädigten Kollagenfasern. Außerdem enthält Ananas Vitamin C, das wohl wirksamste Cellulite bekämpfende Vitamin, und Protein-Digestive, die unserem Körper helfen, diese wichtige Nahrungsgruppe zu nutzen.

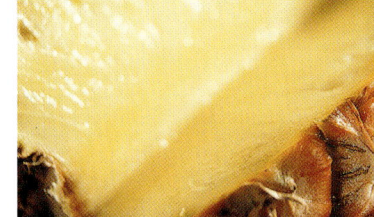

Birnen

Sie sind äußerst entgiftend und helfen dem Körper und den Lymphen, die Wirkung von Giftstoffen zu reduzieren. Außerdem regen sie mit dem Mineral Jod den trägen Stoffwechsel an. Ballaststoffe sorgen für eine gute Verdauung und unterstützen so die Gewichtsabnahme. Kalium hilft beim Abbau der Flüssigkeitsspeicher.

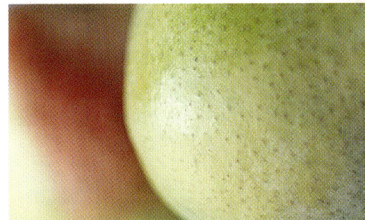

Beeren

Sie gehören zu den Spitzen-Antioxidantien unter den Nahrungsmitteln, wirken dem Zucker, Fett und anderen Schadstoffen entgegen, die Ihrer Haut schaden und den Orangenhauteffekt erzielen. Außerdem enthalten sie Vitamin C, einen starken Entgifter, der die Haut stärkt. Gamma-Linolensäure in Brombeeren hilft bestimmten Körperfetten, mehr Kalorien zu verbrennen.

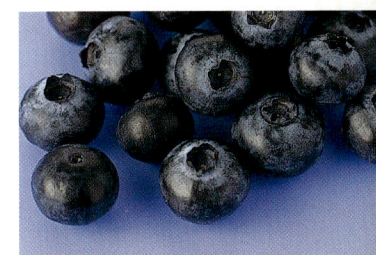

Wassermelone

Wasserhaltige Früchte bekämpfen Wasseransammlungen. Eine Scheibe Wassermelone enthält ein Glas Wasser. Außerdem enthält sie das wertvolle Antioxidans Lycopene A und Ballaststoffe, die auch die Wasseransammlungen abbauen, indem sie für eine ausgewogene Flüssigkeitsbalance sorgen, und damit gut für die Durchblutung sind. Auch die in Wassermelonen enthaltenen B-Vitamine sind für Ihre Kraft und den Kreislauf gut.

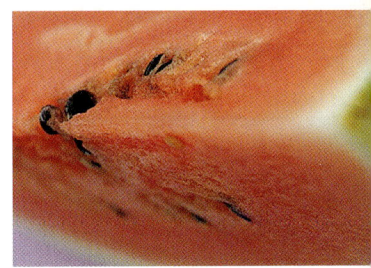

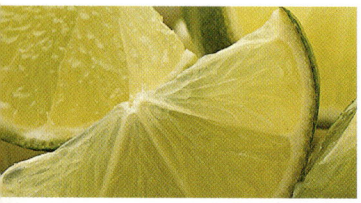

Zitrusfrüchte

Eine mittelgroße Apfelsine versorgt den Körper mit 80 mg Vitamin C, dem doppelten Tagesbedarf für Erwachsene, und ist wichtig für die Bildung von Kollagen. Außerdem enthalten Zitrusfrüchte methoxylhaltige Flavoproteine, die den Kreislauf anregen und die Kapillaren stärken.

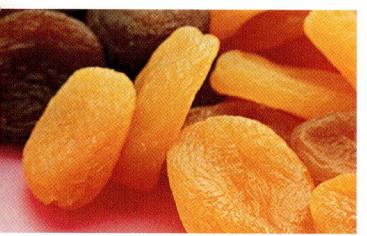

Trockenfrüchte

Getrocknete Pflaumen, Aprikosen oder Feigen regulieren die Flüssigkeit im Körper. Außerdem enthalten sie wertvolle Ballaststoffe, die gut für die Regulierung des Stuhlgangs sind und das Risiko einer Nahrungsmittel-Unverträglichkeit und Überladung mit Giftstoffen reduzieren. Ebenso enthalten sie Zink, das äußerst wichtig für die Fettverbrennung ist.

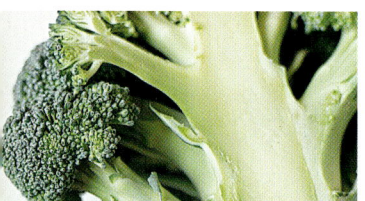

Brokkoli

Er enthält einen Inhaltsstoff, den so genannten Alfa-Lipoid, der die Verhärtung von Kollagen durch Zucker verhindert. Außerdem enthält er Selen, das die Tätigkeit der Vitamine C und E und die des Beta-karotins unterstützt.

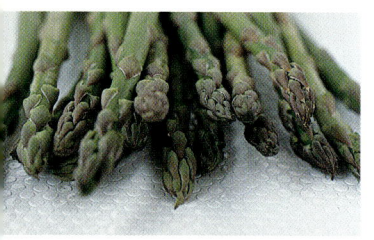

Spargel

Dies ist ein Spitzenkämpfer im Einsatz gegen Cellulite, weil er die Venen und Kapillaren kräftigt und den Blutdruck kontrolliert. Außerdem enthält er Glutathion A, ein Enzym, das bei der Entgiftung und Bekämpfung Freier Radikale hilft, die Vitamine A und C, die die Haut stärken, und Vitamin B, das für einen gesunden Kreislauf und einen gesunden Lymphfluss sorgt.

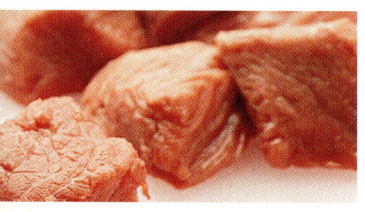

Fleisch (mager)

In magerem Fleisch befindet sich Linolensäure, also ungesättigte essentielle Fettsäuren, die beste Quelle für Fettverbrennung. Außerdem enthält es Eisen, das die Kräfte, besonders während man Sport treibt, unterstützt, und Proteine, die bei der Flüssigkeitsbekämpfung helfen.

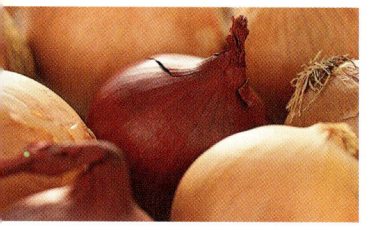

Zwiebeln

Diese wichtige Zutat für viele Gerichte kann vielfach in Ihren täglichen Speiseplan eingebaut werden und ist ein ausgezeichneter Cellulitebekämpfer. Außerdem enthalten Zwiebeln Schwefel, das den Schaden der Freien Radikale reduziert, Vitamin C, Antioxidantien, die Kollagen bilden, Vitamin E, das die Zellmembranen schützt und Fett vor dem Oxidieren bewahrt.

Seegemüse

Seegemüse wie Nori (Algenart) und Tang sind reich an Mineralen und Antioxidantien, die entgiften und müde Haut erfrischen. Außerdem enthalten sie
Jod, das die Kalorienverbrennung maximiert, indem es den Stoffwechsel
ankurbelt, Liganten, kraftvolle Entgifter, die die Wirkung der Gifte wie Luftverschmutzung, Emissionen und den Schaden der Freien Radikale bekämpfen.

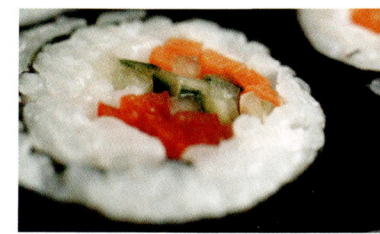

Geflügel

Geflügel ist eine gute, fettarme Proteinquelle. Denken Sie nur daran, die
Haut zu entfernen und nur das weiße, nicht das dunkle Fleisch zu essen.
Außerdem enthält Geflügel Zink, das der Körper für die Fettverbrennung
braucht, und B-Vitamine zur Stärkung der Kraft.

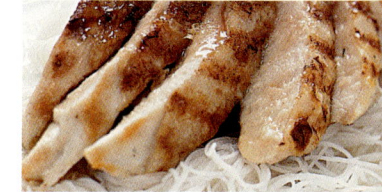

Eier

Sie sorgen im Körper für eine auf Schwefel basierende Zusammenset-
zung, die Alkohol und andere Gifte entgiftet und die Anzahl Freier Radikale
vermindert, die dadurch ausgelöst worden sind. Außerdem enthalten Eier
Proteine, die besonders Vegetarier gut versorgen. Das Vitamin E im Eigelb
arbeitet als Antioxidans.

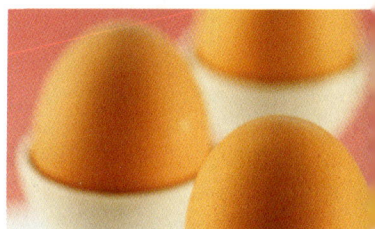

Fettarme Milch und Käsesorten

Diese Molkereiprodukte sind die besten Fett verbrennenden Kalzium-
Lieferanten, die es überhaupt im Kampf gegen die Cellulite gibt, können
aber eine Lebensmittel-Unverträglichkeit verursachen (s. S. 20). Sie enthalten ungesättigte Fettsäuren, die Fett ab- und die Muskeln aufbauen.
Es wird vermutet, dass sie antioxidant wirken.

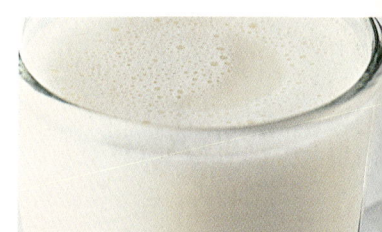

Ölige Fische

Lachs, Thunfisch, Makrele, Forelle, Hering, Sardine und Barsch sind
schnell zuzubereiten, fettarm und reich an Anti-Cellulite-Proteinen und
Mineralien. Außerdem enthalten sie wichtige Fettsäuren, die für eine
gesunde, glatte Haut sorgen. Prostaglandine helfen bei der Flüssig-
keitsregulierung, unterstützen die Blutgefäße und die Durchblutung.

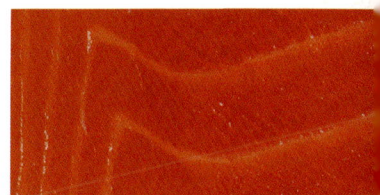

Ein Wort zu Eiern

Obwohl Eier wichtige Nährstoffe haben, die bei der Entgiftung des Körpers helfen, enthalten sie aber auch
Cholesterin. Seien Sie daher vorsichtig und essen Sie nicht zu oft Eier. Schwangere Frauen, Kleinkinder und
ältere Menschen sollten rohe oder ungekochte Eier ganz meiden.

Die besten Ergebnisse erzielen

Wir haben schon über die drei wichtigsten Voraussetzungen der Diät-Methode gesprochen: 500 kcal (2100 kj) weniger zu sich zu nehmen, als Sie an einem Tag verbrennen (s. S. 28); die sieben Todsünden der Cellulite zu vermeiden (s. S. 32) und sich auf den Verzehr von nützlicher Anti-Cellulite-Nahrung zu konzentrieren (s. S. 34). Es gibt jedoch vier weitere Regeln, mit denen Sie die Wirkung noch steigern können.

1. Essen Sie fünf Portionen Früchte und Gemüse pro Tag

Früchte und Gemüse sind nicht nur voller entgiftender Nährwerte, sie versorgen uns besonders mit lebensnotwendigem Betakarotin (das unser Körper in Vitamin A umwandelt), Vitamin C (das unsere Haut bei der Erneuerung unterstützt) und wichtigen Mineralien, die wir zur Fettverbrennung brauchen. Fünf Portionen von diesen Lebensmitteln sind deshalb das Minimum, das für ein optimales Ergebnis sorgt. Das können z. B. 250 g (eine große Scheibe) Wassermelone, zwei Esslöffel kleiner Früchte wie Beeren oder irgendwelcher Gemüsearten oder eine mittelgroße Frucht wie ein Apfel oder eine Orange sein. Viele Menschen glauben, dass es gar nicht so einfach ist, fünf Portionen am Tag zu essen, aber es geht. Merken Sie sich einfach diese vier Punkte:

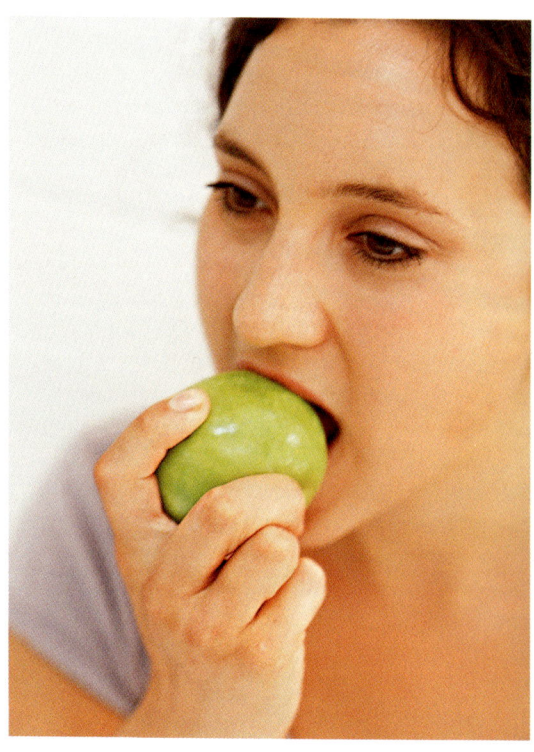

- Alle frischen, gefrorenen oder konservierten Früchte oder Gemüsesorten sind gut.
- Beschränken Sie sich auf die „eine Portion pro Mahlzeit"-Regel. Wenn fünf Portionen am Tag für Sie zu viel sein sollten, versuchen Sie stattdessen, jeweils eine in Ihre Hauptmahlzeiten oder Zwischenmahlzeiten einzubauen.
- Wenn Sie bis jetzt Früchte oder Gemüse nicht mögen, probieren Sie neue Arten aus, bis Sie welche finden, die Ihnen schmecken. Mit den Lebensmitteln der Top-20-Liste erreichen Sie zwar die besten Ergebnisse bei der Cellulite-Bekämpfung, aber in jeder anderen Frucht- oder Gemüseart sind auch lebensnotwendige Antioxidantien. Versuchen Sie doch mal süße Kartoffeln, Papayas, Zuckererbsen, Litchis, Ölranken oder rotblättrigen Salat, Rotkohl (keinen Weißkohl) oder Babykarotten anstelle der üblichen Sorten.
- Experimentieren Sie mit neuen Garmethoden. Anstatt zu kochen, probieren Sie mal braten, unter Rühren schnell braten oder dünsten aus – Sie können Früchte sogar mal grillen oder pürieren, um den Geschmack oder die Beschaffenheit zu verändern. Es gibt auch gar keinen Grund, warum sie anstelle von Gemüse nicht

auch einmal Früchte in die Gerichte einbauen sollten: viele köstliche Salate werden z. B. mit Zitrusfrüchten zubereitet, in Weißkohlgerichte werden Äpfel oder Sellerie getan. Oder servieren Sie mal eine große Portion frischen Fruchtsalat anstatt einer Appetithäppchen-Version.

2. Essen Sie mindestens drei Mal am Tag (magere) Proteine

Proteine enthalten die Substanz Albumin, das dabei hilft, überflüssiges Wasser im Gewebe zu absorbieren. Sollte also eine Flüssigkeitsansammlung Ihr Problem bei der Cellulite sein, wird Ihnen das auf jeden Fall helfen. Proteine sorgen auch dafür, Ihren Blutzuckerspiegel länger im Gleichgewicht zu halten, und das andauernder als eine Mahlzeit voller Kohlenhydrate. Damit verhindern sie auch die Gier nach Süßigkeiten und Hungerattacken, die durch einen Abfall des Blutzuckers ausgelöst werden und ein Durchhalten der Diät erschweren. Diese Proteine finden Sie in Fisch, Geflügel, Muscheln, fettarmen Molkereiprodukten, Bohnen, Hülsenfrüchten, dünnen Scheiben roten Fleisches, bei dem jedes Fett entfernt wurde, und einigen vegetarischen Produkten wie Tofu.

3. Essen Sie fünf oder sechs Mal am Tag etwas

Wer mehrmals am Tag isst, verliert stärker und schneller Gewicht, weil der Körper mit jeder Nahrungsaufnahme Energie verbrennen muss, wenn er die Nahrung verdaut. Dies macht ungefähr 10 % der gesamten Kalorienverbrennung aus und stärkt so den Stoffwechsel über Stunden. Naschen Sie zwischendurch Früchte, Gemüse oder fettarme Leckereien und feuern Sie dadurch Ihren Stoffwechsel rund um die Uhr an.

Den größten Fehler, den Menschen an dieser Stelle machen, ist, zu viel zu essen. Wir sind es normalerweise gewohnt, drei große Mahlzeiten zu uns zu nehmen und kleinere Portionen können einen „psychologischen Hunger" auslösen.

Der Speiseplan für die 6 Wochen

Was sagen uns jetzt all diese Regeln und Hinweise für die tatsächliche Praxis? Auf den nächsten Seiten werden Sie einen Speiseplan für drei Wochen finden, den Sie zwei Mal in diesen sechs Wochen durchgehen oder als hilfreichen Ratgeber für Ihre eigene Zusammenstellung der Mahlzeiten betrachten können und der Ihnen besonders bei der Berechnung der Kalorienwerte hilft. Dieser Plan enthält alle Cellulite bekämpfenden Lebensmittel, die „schlimmen" sind so gut wie gar nicht erwähnt. Die Mahlzeiten versorgen Ihren Körper ungefähr mit 1500 kcal (6300 kj), der Bedarf deckt den Kalorienverbrauch einer 70 kg schweren Frau mit einer sitzenden Tätigkeit, die 0,5 kg in der Woche abnehmen will. Wenn Sie weniger wiegen, aber trotzdem abnehmen müssen, verringern Sie ein bisschen die angegebenen Mengen, um Kalorien zu sparen, aber lassen Sie keine Mahlzeit aus, weil das den Verbrennungseffekt reduziert. Wenn Sie mehr wiegen, vergrößern Sie ein wenig die Portionen. Wenn Sie nicht abnehmen müssen, sehen Sie sich den Kasten auf Seite 29 an.

Sie gieren dann nach Essen und naschen, obwohl Ihr Körper gar keinen Hunger hat. Bleiben Sie trotzdem bei den kleinen Portionen und häufen Sie Mengen an frischen Früchten und Gemüse auf Ihren Teller, damit Ihr Gehirn denkt, es ist genug Essen da. Sollte Ihr Gehirn darauf bestehen, dass die Portionen zu klein sind, erinnern Sie sich daran, dass der nächste Snack schon bald genascht werden kann.

4. Trinken Sie jede Menge koffeinfreie Flüssigkeit

Versuchen Sie, mindestens einen Liter Wasser am Tag zu trinken. Man kann auch unbegrenzt Kräutertees trinken. Sie finden im dem Kapitel „5. Methode: Nahrungsergänzung" Getränke, die den Diäteffekt noch verstärken.

Auf den folgenden Seiten finden Sie Ihren Speiseplan der nächsten sechs Wochen. Er enthält die besten Anti-Cellulite-Lebensmittel und vermeidet so weit es geht die sieben „schlimmen". Bitte denken Sie daran, die Portionen zu vergrößern, wenn Sie nicht abnehmen müssen (s. S. 29).

	Cellulite-Bekämpfer	Frühstück	Snack
Tag 1	Banane, Beeren, Birnen, Brokkoli, Eier, Geflügel, Kleie, Milchprodukte, Nüsse, Zitrusfrüchte, Zwiebeln	• 25 g Kleiemüsli mit 250 ml fettarmer Milch • Fügen Sie eine klein geschnittene Banane und eine Hand voll schwarze Johannisbeeren hinzu	• 3 Rosinen • 40 g Paranüsse
Tag 2	Avocado, Banane, Beeren, Eier, Molkereiprodukte, ölige Fische, Seegemüse, Spargel, Trockenfrüchte, Wassermelone	• 2 Scheiben Roggentoast, belegt mit einer zerdrückten Banane • Fruchtshake (s. S. 47)	• 1 kleiner Becher fettarmer Joghurt vermischt mit 3 gehackten Trockenaprikosen
Tag 3	Ananas, Avocado, Birnen, Brokkoli, Eier, Hafer, Hülsenfrüchte, Milchprodukte, Zitrusfrüchte, Zwiebeln	• 1 gekochtes Ei • 2 Scheiben Roggentoast mit fettarmem Brotaufstrich • 1 mit Kalzium angereichertes Glas Orangensaft	• 2 salzige Haferkekse mit 50 g magerem Edamerkäse und einer geschnittenen Tomate
Tag 4	Ananas, Banane, Birnen, Bohnen, Beeren, Eier, Hülsenfrüchte, Milchprodukte, Nüsse, Rindfleisch, Spargel, Zitrusfrüchte, Zwiebeln	• Fruchtteller (s. S. 48)	• 1 Scheibe Roggentoast mit 1 TL Erdnussbutter • 1 Birne
Tag 5	Ananas, Beeren, Hafer, Hülsenfrüchte, Milchprodukte, Nüsse, Spargel, Trockenfrüchte, Zitrusfrüchte, Zwiebeln	• Müsli mit Kürbiskernen und getrockneten Aprikosen (s. S. 46)	• ½ Pampelmuse • 2 Scheiben Ananas
Tag 6	Banane, Birnen, Brokkoli, Eier, Milchprodukte, Nüsse, ölige Fische, Zitrusfrüchte, Zwiebeln	• 1 Mango, halbiert und für 2 Minuten gegrillt • 75 g fettarmer Hüttenkäse • 1 Scheibe Roggentoast	• 1 Banane • 4 Paranüsse
Tag 7	Avocado, Banane, Beeren, Birnen, Bohnen, Eier, Hafer, Milchprodukte, Nüsse, Spargel, Zitrusfrüchte, Zwiebeln	• 2 Haferkekse, belegt mit einer zerdrückten Banane • eine Hand voll Blaubeeren	• 2 Selleriestangen, gedippt in 1 TL Erdnussbutter

Mittagessen	Snack	Abendessen	
• 250 g Folienkartoffeln, bedeckt entweder mit 100 g Thunfisch in Salzwasser (abgegossen), 1 EL Zitronensaft und 1 gehackten Zwiebel oder 100 g fettarmem Hüttenkäse und Schnittlauch • mit Ölrankensalat, roter Paprika, Sellerie und Alfalfasprossen servieren	• 2 Scheiben Knäcke-brot, belegt mit 2 Händen voll Erd-beeren • 1 Birne	• 125 g gegrillte Hähnchenbrust oder Tofu-Nuggets mit Zitronengras (s. S. 56) • Tomaten-Salsa (s. S. 47) • 100 g süße Kartoffeln, mit der Haut gebacken • Unbegrenzt viele gekochte oder gedünstete grüne Bohnen, Brokkoli oder Möhren • 1 kleiner Becher fettarmer Joghurt	Tag 1
• 6 Stück Reisball-Sushi (s. S. 50) • 1 Schüssel Miso-Suppe, fertig oder hausgemacht (s. S. 48)	• 1 große Scheibe Wassermelone	• 100 g gegrilltes Forellenfilet oder ein Omelett aus zwei Eiern mit klein geschnittenen Pilzen • 100 g neue Kartoffeln • 5 Stangen Spargel und 1 kleingeschn. Tomate • 1 kleiner Becher fettarmer Joghurt	Tag 2
• Salat mit Hähnchen, Avocado und Mango (s. S. 51); Vegetarier können das Hähnchen weg-lassen und stattdessen 1 ganze Avocado essen	• 1 Birne • 1 Scheibe Ananas • 1 kleiner Becher fettarmer Joghurt	• Geschmorte Linsen mit Pilzen und Gremolata (s. S. 54) • Gedünstete grüne Bohnen, Brokkoli und Spinat	Tag 3
• 1 kleine Dose Tomatensuppe • 50 g fertiger Hummus oder Fava (s. S. 47) • zum Dippen: Möhren, Sellerie, Frühlingszwiebeln, Gurke und rote Paprika	• 1 Apfelsine • 1 Apfel	• Heißer Thailändischer Rindfleischsalat (s. S. 62) o. Frittata m. Wasserkresse, Pilzen u. Spargel (s. S. 53) • 1 Banane, in ihrer Schale gebacken, bis sie weich ist, mit 1 EL fettarmem Joghurt serviert	Tag 4
• 150 g Folienkartoffeln, bedeckt mit 125 g fettar-mem Weißkohlsalat • Unbegrenzt viel Salat mit Alfalfasprossen, roter Paprika und Rote Beete	• 1 kleiner Becher fettarmer Joghurt • 1 Hand voll Himbeeren	• Farbenfrohe Kebabs (s. S. 59) • 75 g brauner Reis, gekocht • Gedünsteter Spargel • Tomaten-Salsa (s. S. 47)	Tag 5
• Kartoffelsalat mit Sellerie und Apfel (s. S. 52) • 1 Birne	• 1 kleiner Becher fettarmer Joghurt • 1 Apfelsine	• Gedünsteter Lachs mit heißer Basilikumsoße (s. S. 58) oder Eier nach Benediktiner Art (s. S. 56) • Unbegrenzt viele gekochte oder gedünstete Möhren, Brokkoli und dunkelgrünen Kohl	Tag 6
• Salat Niçoise (s. S. 51)	• Fruchtshake (s. S. 47)	• Auberginentürme (s. S. 54) • 1 kleine Dose gebackene Bohnen • 2 klein gehackte Birnen, belegt mit 2 EL fettar-mem Joghurt und 1 TL Honig	Tag 7

	Cellulite-Bekämpfer	Frühstück	Snack
Tag 1	Beeren, Birnen, Eier, Fisch, Geflügel, Milchprodukte, Spargel, Trockenobst, Zitrusfrüchte, Zwiebeln	• 1 porchiertes Ei • 1 Scheibe Roggentoast • 1 Glas Orangensaft (möglichst mit Kalzium angereichert)	• 25 g getrocknete Heidelbeeren • 1 Birne
Tag 2	Avocado, Banane, Birnen, Bohnen, Brokkoli, Fisch, Hafer, Rindfleisch, Seegemüse, Zitrusfrüchte, Zwiebeln	• 2 Scheiben Roggentoast • 1 kleine Dose gebackene Bohnen • 1 Glas Orangensaft (möglichst mit Kalzium angereichert • 1 Mandarine	• 1 Birne • 1 Banane
Tag 3	Banane, Birnen, Brokkoli, Eier, Fisch, Kleie, Milchprodukte, Spargel, Trockenfrüchte, Zitrusfrüchte, Zwiebeln	• 25 g Kleieflocken mit 250 ml fettarmer Milch, bedeckt mit 1 klein geschnittenen Birne und 25 g Rosinen	• 50 g fettarmer Hüttenkäse • Zum Dippen: 3 Selleriestangen
Tag 4	Avocado, Banane, Bohnen, Eier, Fisch, Hafer, Hülsenfrüchte, Nüsse, Zitrusfrüchte	• 2 Scheiben Roggentoast, belegt mit 1 zerdrückten Banane	• Fruchtshake (s. S. 47)
Tag 5	Beeren, Bohnen, Brokkoli, Hafer, Hülsenfrüchte, Milchprodukte, Nüsse, Rindfleisch, Trockenfrüchte, Zitrusfrüchte, Zwiebeln	• Müsli mit Kürbiskernen und getrockneten Aprikosen (s. S. 46) • 1 Hand voll Erdbeeren	• 50 g fettarmer Hüttenkäse • 2 Mandarinen
Tag 6	Avocado, Banane, Beeren, Brokkoli, Fisch, Hafer, Milchprodukte, Spargel, Trockenfrüchte, Zitrusfrüchte, Zwiebeln	• Fruchtshake (s. S. 47) • 2 Scheiben Knäckebrot, bestrichen mit 1 TL Honig	• 3 Selleriestangen • 75 g Thunfisch mit Zitronensaft
Tag 7	Ananas, Banane, Beeren, Brokkoli, Geflügel, Milchprodukte, Nüsse, Spargel, Trockenobst, Wassermelone, Zitrusfrüchte, Zwiebeln	• Fruchtteller (s. S. 48)	• 1 Scheibe Roggentoast, bestrichen mit 1 TL Erdnussbutter

Mittagessen	Snack	Abendessen	
• Spargel-Guacamole (s. S. 43) • Zum Dippen: Möhren, Gurken und Selleriestangen • Ein paar Cherry-Tomaten • Möhrensuppe mit Salbei (s. S. 44)	• 2 Scheiben Knäcke-brot, belegt mit 50 g Thunfisch oder 25 g fettarmem Edamerkäse • 2 EL Tomaten-Salsa (s. S. 47)	• Schnell gebratenes Hähnchen mit Preiselbeeren und Ingwer (s. S. 63) – Vegetarier können das Hähnchen durch Tofu ersetzen • 75 g brauner Reis, gekocht	Tag 1
• 6 Stück Reisball-Sushi (s. S. 50) • 1 Schüssel Miso-Suppe, fertig oder hausgemacht (s. S. 48)	• 2 Haferplätzchen, belegt mit ½ Avocado und einigen Scheiben roter Paprika	• 125 g mageres Roastbeef oder 1 großer, gegrillter Pilz, bedeckt mit Ratatouille (s. S. 48) • 125 g Folienkartoffeln • Unbegrenzt viele grüne Bohnen, dunkelgrüner Kohl und Brokkoli	Tag 2
• 150 g Folienkartoffeln, bedeckt mit Tomaten-Salsa (s. S. 47) und 75 g Thunfisch in Salzlake (abge-tropft) oder 50 g geriebenem, fettarmem Käse • 1 Glas Orangensaft (möglichst mit Kalzium)	• 2 Hände voll Erdbeeren • 1 Banane	• Eier nach Benediktiner Art (s. S. 56) • 150 g Kartoffeln, gekocht und zerstampft mit etwas fettarmer Milch • Unbegrenzt viel gedämpfter Spargel und Brokkoli • 1 kleiner Becher fettarmer Joghurt	Tag 3
• Bohnensalat (s. S. 53) • 125 g zerkleinerte gebratene Hühnerbrust oder 1 gekochtes Ei • 1 großer, grüner Salat	• 1 große Scheibe Wassermelone	• 125 g gegrilltes Thunfischsteak oder Tofu-Nug-gets mit Zitronengras (s. S. 56) • 75 g gekochte neue Kartoffeln mit frischer Minze • ½ Avocado	Tag 4
• 1 Scheibe Roggenbrot, belegt mit Brotaufstrich, Spargel-Guacamole (s. S. 50), Alfalfasprossen, einer zerkleinerten Tomate und gelber Paprika	• 1 kleine Dose Tomatensuppe • 2 Hände Blaubeeren • 6 Mandeln	• Rindfleisch mit Brokkoli und Krebssoße (s. S. 64) oder Rotkohl, Rote Bete und Apfelmus (s. S. 48) • 75 g gekochter, brauner Reis	Tag 5
• ½ Avocado, gefüllt mit 50 g gekochten, geschäl-ten Garnelen oder 4 EL Tomaten-Salsa (s. S. 47)	• Salat m. Ölranke, roter Paprika u. Arti-schockenherzen • 2 Haferkekse, belegt mit einer Banane	• Anglo-Indisches Curry (s. S. 61) • 50 g gekochter, brauner Reis • Unbegrenzt viel gedünsteter Spargel	Tag 6
• Frittata mit Wasserkresse, Pilzen und Spargel (s. S. 53) • 1 Glas Orangensaft (möglichst mit Kalzium angereichert)	• 1 große Scheibe Wassermelone	• Hähnchen, Kürbis und Süße-Kartoffel-Tagine (s. S. 60) oder Auberginentürme (s. S. 54) • Unbegrenzt viel gedämpfter Brokkoli und grüne Bohnen	Tag 7

	Cellulite-Bekämpfer	Frühstück	Snack
Tag 1	Avocado, Banane, Birnen, Brokkoli, Geflügel, Milchprodukte, Rindfleisch, Spargel, Wassermelone, Zitrusfrüchte, Zwiebeln	• 1 Scheibe Roggentoast, belegt mit 50 g geriebenem fettarmem Edamerkäse und 2 zerkleinerten Tomaten, gegrillt • 1 Birne	• 1 große Scheibe Wassermelone
Tag 2	Avocado, Banane, Beeren, Eier, Fisch, Hafer, Milchprodukte, Nüsse, Trockenfrüchte, Zitrusfrüchte, Zwiebeln	• Haferbrei (mit Wasser gemacht) mit 1 zerkleinerten Birne und 25 g Sultaninen	• Fava (s. S. 47) • Gurken- und Möhrenstifte zum Dippen
Tag 3	Avocado, Banane, Bohnen, Eier, Fisch, Hafer, Milchprodukte, Nüsse, Trockenfrüchte, Zitrusfrüchte, Zwiebeln	• Müsli mit Kürbiskernen und getrockneten Aprikosen (s. S. 46)	• 1 kleiner Becher fettarmer Joghurt • 1 Banane
Tag 4	Banane, Birnen, Eier, Fisch, Milchprodukte, Trockenfrüchte, Wassermelonen, Zitrusfrüchte, Zwiebeln	• 1 Rührei mit etwas fettarmer Milch • 50 g geräucherter Lachs oder 1 Scheibe Roggentoast • 1 zerkleinerte Banane	• 1 große Scheibe Wassermelone • 1 kleiner Becher fettarmer Joghurt
Tag 5	Banane, Birnen, Eier, Fisch, Hülsenfrüchte, Kleie, Milchprodukte, Rindfleisch, Spargel, Zitrusfrüchte, Zwiebeln	• 25 g Kleiemüsli mit 250 g fettarmer Milch und 1 zerkleinerten Banane	• 50 g fertiger Tzatziki • Zum Dippen: Möhren, Sellerie und Gurkenstifte
Tag 6	Beeren, Birnen, Brokkoli, Eier, Kleie, Milchprodukte, Nüsse, Zitrusfrüchte, Wassermelone	• 1 gekochtes Ei • 2 Scheiben Roggentoast mit ein wenig fettarmem Brotaufstrich • 2 Hände voll Erdbeeren oder Himbeeren	• 25 g Mandeln • 1 Birne
Tag 7	Ananas, Beeren, Brokkoli, Eier, Geflügel, Milchprodukte, Nüsse, Trockenobst, Zitrusfrüchte, Zwiebeln	• Omelett mit dem Eiweiß von 2 Eiern und 1 ganzen Ei, gefüllt mit gemischtem Obst • 1 Glas Orangensaft (möglichst mit Kalzium angereichert)	• 1 Apfelhälfte, bedeckt mit 1 TL Erdnussbutter

Mittagessen	Snack	Abendessen	
• Salat mit Hähnchen, Avocado und Mango (s. S 51); Vegetarier können statt des Hähnchens eine ganze Avocado essen	• 1 Banane • 1 kleiner Becher fettarmer Joghurt	• 125 g mageres Steak, gegrillt • 125 g neue Kartoffeln • Tomaten-Salsa (s. S. 47) • Unbegrenzt viel gedämpfter Spargel und Brokkoli	Tag 1
• 150 g Folienkartoffeln, entweder bedeckt mit abgetropftem Thunfisch in Salzlake, 1 EL Zitronensaft und 1 kleinen, gehackten Zwiebel oder 100 g fettarmem Hüttenkäse mit Schnittlauch • Unbegrenzt viel Salat mit Ölranke, roter Paprika, Sellerie und Alfalfasprossen	• 1 Scheibe Ananas • 2 Hände voll Erdbeeren	• Mexikanische Suppe mit Avocado-Salsa (s. S. 59) • 2 Scheiben Roggenbrot	Tag 2
• 125 g gekochte, geschälte Garnelen oder 1 gekochtes Ei • ½ Avocado • 1 großer Salat mit grünem Salat, Radieschen, Tomaten und gelber Paprika	• 2 Scheiben Knäckebrot mit Fava (s. S. 47)	• 125 g gegrillte Sardinen oder 2 Zucchini, halbiert und gegrillt, bis sie weich sind, bedeckt mit 25 g fettarmem Fetakäse • Bohnensalat (s. S. 53) • 1 Glas Orangensaft (möglichst mit Kalzium)	Tag 3
• Kartoffelsalat mit Sellerie und Apfel (s. S. 52)	• 1 Scheibe Roggentoast, belegt mit einer zerdrückten Banane	• Schnell gebratenes Hähnchen mit Preiselbeeren und Ingwer (s. S. 63); Vegetarier essen stattdessen Tofu • 50 g gekochter, brauner Reis	Tag 4
• Salat Niçoise (s. S. 51)	• 1 Apfelsine • 1 Birne	• Rindfleisch-Tacos (s. S. 62) oder geschmorte Linsen mit Pilzen und Gremolata (s. S. 54) • 1 Schale Erdbeeren und Himbeeren, beträufelt mit 1 TL Honig	Tag 5
• 125 g Folienkartoffeln, bedeckt mit 125 g Ratatouille (s. S. 55), • 1 großer Salat mit zerkleinertem Weißkohl, klein geschnittenen Möhren und roten Zwiebeln	• 1 Glas Orangensaft • 1 große Scheibe Wassermelone • 25 g fettarmer Käse	• Farbenfrohe Kebabs (s. S. 59) • Tomaten-Salsa (s. S. 47) • 50 g gekochter, brauner Reis • Unbegrenzt viel gedünsteter Brokkoli	Tag 6
• 1 Scheibe Roggenbrot, bestrichen mit ein wenig Senf, 125 g mageres gebratenes Truthahnfleisch oder 2 Scheiben fettarmer Käse, einige Scheiben Tomate, Alfalfasprossen und rote Paprika	• 2 Scheiben Ananas • 1 kleiner Becher fettarmer Joghurt	• Anglo-Indisches Curry (s. S. 61)	Tag 7

Rezepte

Die folgenden Rezepte zeigen Ihren Speiseplan der nächsten sechs Wochen, vollgepackt mit Cellulite bekämpfenden Zutaten. Ihre ganze Familie wird diese köstlichen und nahrhaften Gerichte genießen, selbst wenn keiner sonst Cellulite hat.

Müsli mit Kürbiskernen und getrockneten Aprikosen

Für 2 Portionen:

50 g Riesenhaferflocken
1 EL Sultaninen
1 EL Kürbiskerne
1 EL gehackte Mandeln
25 g getrocknete Aprikosen, klein gehackt
2 EL Orangensaft
2 kleine Äpfel, geschält und geraspelt
3 EL fettarme Milch

1 Geben Sie Haferflocken, Sultaninen, Kürbiskerne, Mandeln und Aprikosen mit dem Orangensaft in eine Schale.

2 Fügen Sie die geraspelten Äpfel hinzu und rühren Sie alles um, gießen Sie die Milch darüber und servieren Sie das Müsli sofort.

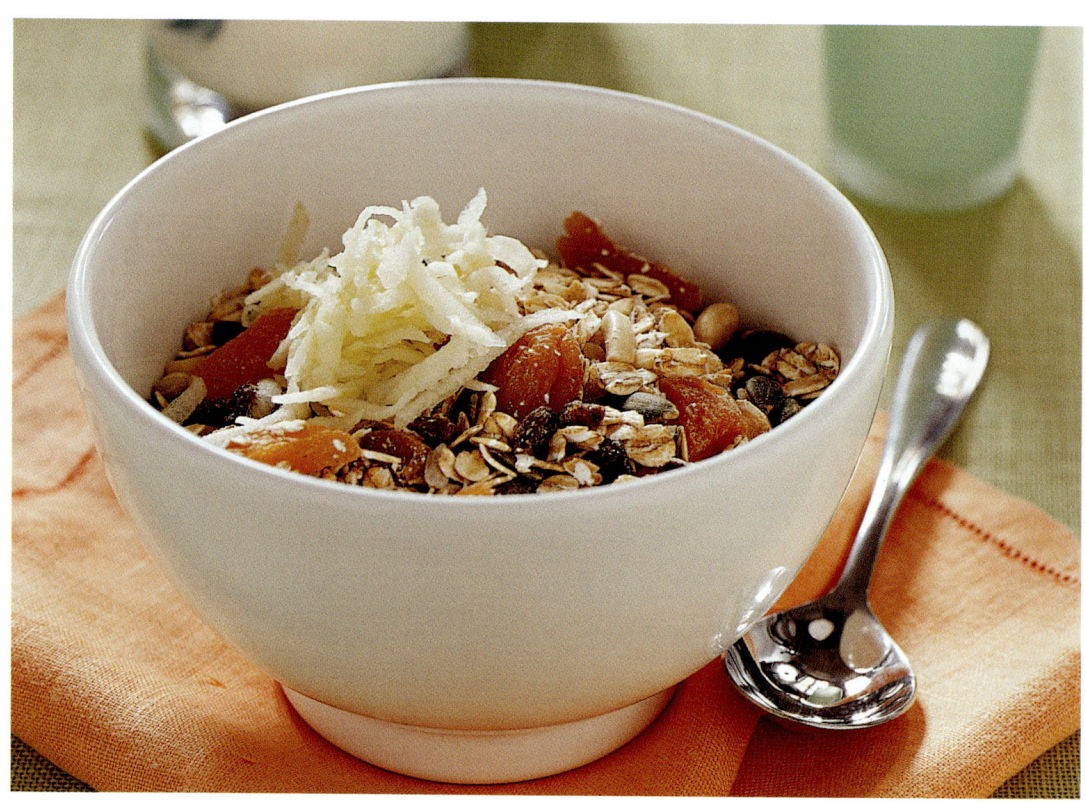

Fruchtshake

Für 1 Portion:

2 EL Blaubeeren oder schwarze Johannisbeeren
2 EL Erdbeeren
250 ml Orangensaft
1 Banane

1 Geben Sie alle Zutaten so lange in einen Mixer oder eine Küchenmaschine, bis sie ganz vermischt sind.

Tomaten-Salsa

Für 3–4 Portionen:

Eine gesunde, spritzige Salsa, die viele unterschiedliche Gerichte aufpeppt. Sie kann zu Folienkartoffeln oder einfachem gegrilltem Fleisch, Fisch oder Gemüse als fettfreier Geschmacksknaller gereicht werden.

1 rote Zwiebel, fein gehackt
425 g Strauchtomaten, enthäutet und entkernt
2 Knoblauchzehen, zerdrückt
15 g frischer Koriander, Pfefferminze oder Petersilie, gehackt
Pfeffer

1 Alle Zutaten in einer Schüssel mischen und mit Pfeffer würzen.

Fava

Für 4 Portionen:

Diese pürierte Paste ist ähnlich wie Hummus, aber aus halben, getrockneten, gelben Erbsen.

50 g gelbe, getrocknete, halbe Erbsen, gewaschen
2 EL Olivenöl aus erster Pressung
1 kleine Knoblauchzehe, zerdrückt
1 EL Zitronensaft
½ TL geriebener Cumin
½ TL Senfpulver
1 Prise Cayennepfeffer
Pfeffer

Zur Verzierung:
1 EL gehackte Petersilie
1 EL gehackter roter Pfeffer

1 Geben Sie die getrockneten, halben Erbsen in einen Kochtopf, bedecken Sie diese mit genug kaltem Wasser, bringen Sie es zum Kochen und lassen Sie die Erbsen bei schwacher Hitze für 30 bis 35 Minuten leise kochen, bis das Wasser aufgesogen worden ist und die Erbsen gar sind. Rühren Sie die Erbsen zwischendurch um. Dann etwas abkühlen lassen.

2 Die Erbsen kommen danach mit all den anderen Zutaten in einen Mixer, werden gewürzt und gemixt, bis das Ganze glatt ist.

3 Die Paste richten Sie dann auf einem Teller an, streichen sie glatt und besprenkeln sie mit Petersilie und rotem Pfeffer.

Fruchtteller

Für 1 Portion:

2 Scheiben Ananas
½ Mango
1 Banane, klein geschnitten
2 Kiwis
2 EL Erdbeeren
1 kleiner Becher fettarmer Naturjoghurt

1 Alle Früchte auf einem Teller arrangieren und den Joghurt darauflöffeln.

Miso-Suppe

Für 3 Portionen (die Zutaten gibt es im Asialaden):

1 l Wasser
80 g Dashi
100 g Misopaste
1 EL Sake
250 g Tofu, gewürfelt
10 g Wakame
100 g Lauch, in ganz feine Ringe geschnitten

1 Bringen Sie das Wasser mit dem Dashi zum Kochen, rühren Sie dann die Misopaste mit dem Sake glatt und in die Brühe.

2 Dann kommt der gewürfelte Tofu hinzu. Wenn er an der Oberfläche schwimmt, fügen Sie das Wakame und die Lauchringe dazu und dünsten beides vor dem Servieren nur noch ganz kurz.

Rotkohl, Rote Bete und Apfelmus

Für 2 Portionen:

1 EL Olivenöl
½ Rotkohl, in dünne Stückchen zerkleinert
½ EL gehackter Thymian
1 TL Kümmel
1 TL Zucker
½ TL gemahlene Kräutermischung
75 ml Rotwein
1 EL Portwein
1 EL Rotweinessig
1 Apfel, geviertelt, entkernt und in dicke Scheiben geschnitten
125 g gekochte Rote Bete, gewürfelt
125 g Kidney-Bohnen aus der Dose, abgetropft
25 g Pekannüsse, geröstet
Pfeffer

1 Erhitzen Sie etwas Olivenöl in einer großen Bratpfanne und braten Sie darin 10 Minuten den Rotkohl, Thymian, Kümmel, Zucker und die Kräuter. Fügen Sie dann den Wein, Portwein und Essig hinzu und bringen Sie alles zum Kochen. Bedecken Sie die Pfanne mit einem Deckel und Sie lassen das Ganze bei mäßiger Hitze 20 Minuten weitergaren.

2 In der Zwischenzeit erhitzen Sie das restliche Öl in einer sauberen Bratpfanne und braten darin die Apfelscheiben für 4–5 Minuten, bis sie leicht golden sind, geben sie mit dem Saft in der Pfanne, der Roten Bete und den Bohnen zum Rotkohl, legen einen Deckel auf und lassen alles für weitere 15–20 Minuten kochen, bis der Rotkohl weich ist. Würzen Sie dann nach Geschmack mit Pfeffer, geben Sie die Nüsse darunter und servieren Sie das Gericht sofort.

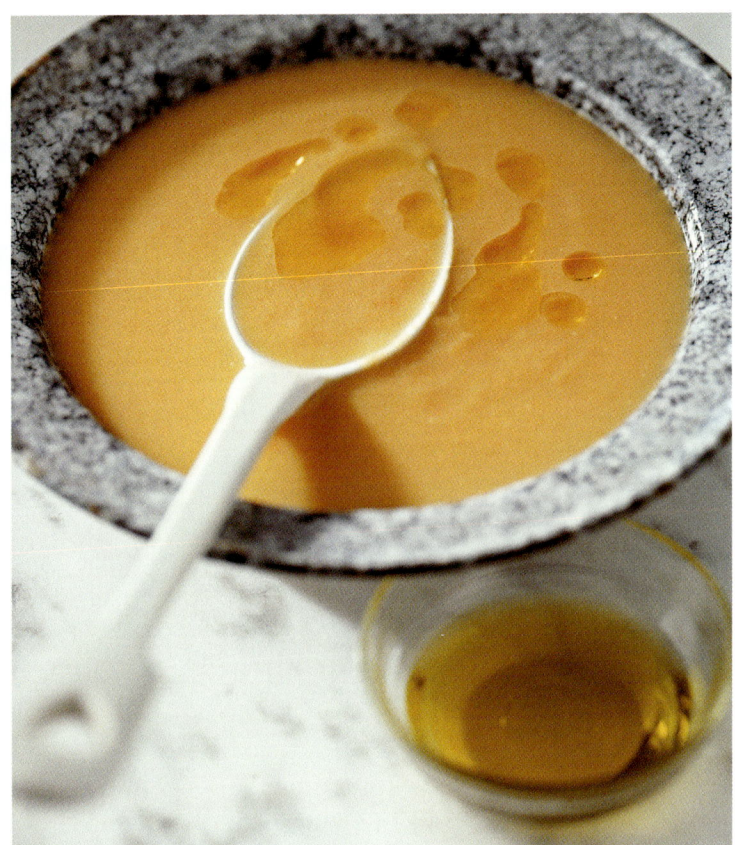

Möhren-Salbei-Suppe

Für 2 Portionen:

1 EL Olivenöl
1 Zwiebel, ganz fein gehackt
375 g Möhren, dünn geschnitten
450 ml Gemüsebrühe
1 EL gehackte Salbeiblätter
Salz und Pfeffer
Zum Garnieren: Salbeizweige

1 Erhitzen Sie das Öl in einer großen schweren Pfanne, dünsten Sie die Zwiebeln darin, bis sie weich, aber noch nicht golden sind, dann fügen Sie die Möhren und die Gemüsebrühe hinzu.

Würzen Sie das Ganze mit Salz und Pfeffer, kochen Sie die Brühe noch einmal auf und lassen Sie diese dann ungefähr 30 Minuten köcheln.

2 Pürieren Sie die Suppe mit der Küchenmaschine oder in einem Mixer, bis sie glatt ist, geben Sie diese wieder in die gesäuberte Pfanne und fügen Sie den gehackten Salbei hinzu. Kochen Sie die Suppe noch einmal auf und lassen Sie diese für weitere 15 Minuten köcheln.

3 Wenn Sie wollen, servieren Sie die Suppe mit Salbeizweigen garniert.

Spargel-Guacamole

Für 1 Portion:

75 g Spargel
1 EL fettarme Crème fraîche
1 kleines Stück Zwiebel, ganz fein gehackt
1 Tomate, zerkleinert
1 Spritzer Zitronensaft

1 Schneiden Sie die weißen Enden des Spargels ab, dann kochen Sie ihn drei bis vier Minuten, bis er zart ist.

2 Zerkleinern Sie den Spargel mit der Crème fraîche in einem Mixer, geben Sie das Mus dann in eine Schüssel, fügen Sie die restlichen Zutaten hinzu und verrühren Sie alles.

Reisball-Sushi

Für 2 Portionen (die Zutaten gibt es im Asialaden):

125 g japanischer kleinkörniger Reis, gewaschen
150 ml kaltes Wasser
½ TL Zucker
1 Prise Salz
1 EL japanischer Reisessig
25 g roher Lachs, in feine Würfel geschnitten
Wasabi-Paste (nach Geschmack)
ein paar Scheiben eingelegter Ingwer, einige extra zum Servieren
1 TL Sesamkörner, geröstet
½ Streifen Nori
Sojasoße (zum Anrichten)

1 Geben Sie den Reis mit dem Wasser in einen schweren Kochtopf, legen Sie den Topfdeckel auf, bringen Sie das Ganze zum Kochen und lassen Sie es dann bei geringer Hitze 20 Minuten lang weiterziehen oder bis der Reis weich und das Wasser absorbiert ist. Nehmen Sie den Topf vom Ofen, nehmen Sie den Deckel herunter, bedecken Sie den Topf mit einem Küchentuch und lassen Sie ihn für zehn Minuten so stehen.

2 Zucker, Salz und Essig kommen in einen kleinen Topf und werden vorsichtig erhitzt, bis sich der Zucker auflöst. Nehmen Sie den Reis aus dem Topf, geben Sie ihn in eine Schüssel und besprenkeln Sie ihn mit Essig. Heben Sie ihn dann mit zwei Gabeln leicht an, um die Zutaten zu mischen und den Reis zu lockern.

3 Löffeln Sie etwas Reis in einen feuchten Eierbecher, drücken Sie ihn in der Mitte ein wenig ein, geben Sie in diese Kuhle ein bisschen Lachs, einen kleinen Klecks Wasabi und ein wenig eingelegten Ingwer und drücken Sie dann noch ein bisschen Reis darauf, um das Ganze zu verschließen. Schütteln Sie den Reisball vorsichtig aus dem Eierbecher und formen Sie ihn noch ein wenig mit feuchten Händen nach. Er wird noch mit Sesamkörnern bestreut, bevor Sie das Gleiche mit den restlichen Zutaten wiederholen.

4 Rösten Sie das Noristück leicht über einer Flamme und schneiden Sie es mit einer Schere in ca. 2,5 cm breite Streifen. Wickeln Sie dann je einen Streifen um jeden Reisball und verkleben Sie die Enden mit ein wenig Wasser. Die Reisbällchen können beim Essen in Sojasoße gedippt und mit eingelegtem Ingwer gegessen werden.

Salat mit Hähnchen, Avocado und Mango

Für 1 Portion:

1 Bund Wasserkresse (oder Brunnenkresse)
2 gekochte Rote Bete, in Scheiben geschnitten
½ Avocado, in Scheiben geschnitten
½ Mango, in Scheiben geschnitten
1 EL Zitronensaft
125 g mageres gebratenes Hähnchen, zerkleinert
1 EL gehackter Schnittlauch
1 TL zerkleinerte Basilikumblätter
Pfeffer

1 Häufen Sie die Brunnenkresse und die Rote Bete auf einen Teller, legen Sie die Scheiben der Avocado und Mango darauf, besprenkeln Sie diese mit Zitronensaft und würzen Sie diese mit Pfeffer.

2 Darauf kommen die Hähnchenstücke. Vor dem Servieren streuen Sie den gehackten Schnittlauch und die zerkleinerten Basilikumblätter darüber.

Salat Niçoise

Für 1 Portion:

50 g grüne Bohnen
50 g Spargel
75 g neue Kartoffeln
1 Hand voll frische Spinatblätter
1 Tomate, in Scheiben geschnitten
½ rote Zwiebel, in dünne Scheiben geschnitten
1 Spritzer Zitronensaft
1 Ei, hart gekocht und in Scheiben geschnitten
50 g Thunfisch im eigenen Saft, abgetropft oder
25 g fettarmer Feta-Käse, zerkleinert
Pfeffer

1 Blanchieren Sie die grünen Bohnen und den Spargel in kochendem Wasser, bis sie zart sind, lassen Sie diese abtropfen, unter kaltem laufendem Wasser abkühlen und wieder abtropfen. Kochen Sie die Kartoffeln, bis sie weich sind.

2 Häufen Sie Spinat, Bohnen, Spargel und Kartoffeln auf einen Teller, legen Sie die Tomaten- und Zwiebelscheiben obenauf, beträufeln Sie das Ganze mit Zitronensaft und legen Sie dann noch die Eierscheiben, den Thunfisch oder den Käse darauf. Gut mit Pfeffer gewürzt servieren.

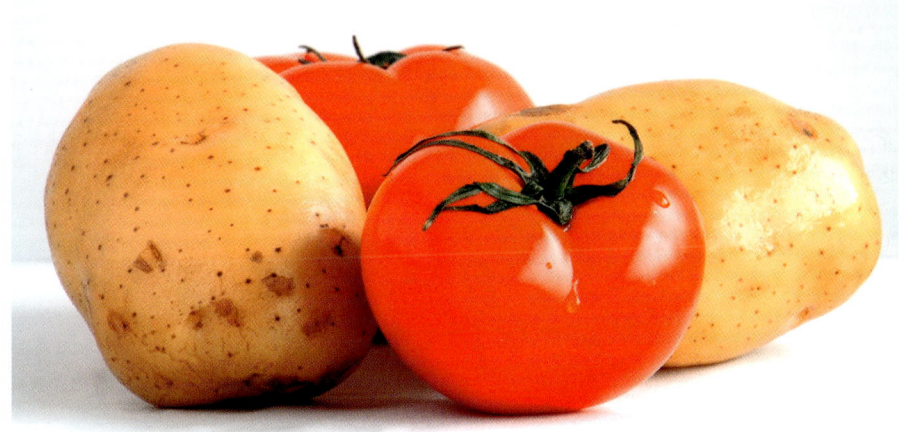

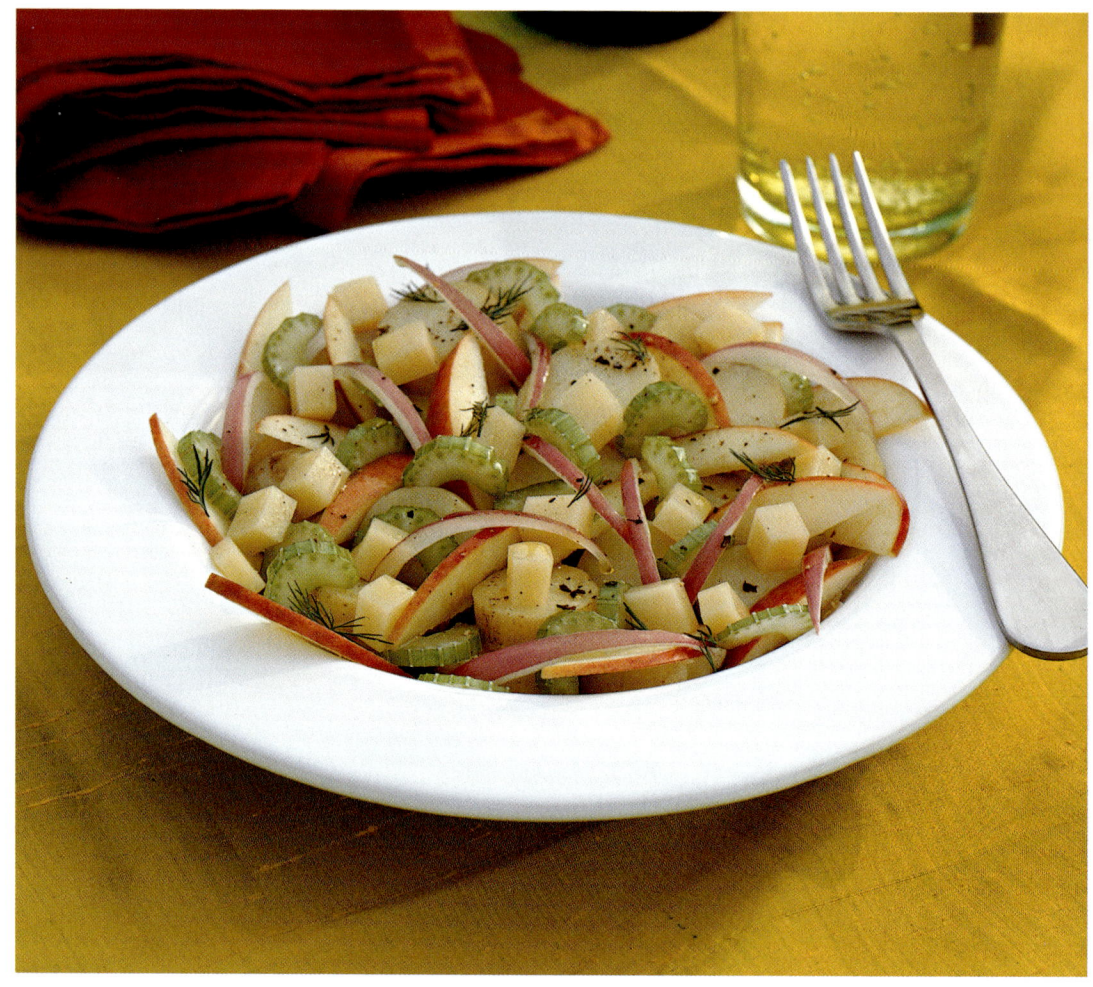

Kartoffelsalat mit Sellerie und Apfel

Für 1 Portion:

75 g neue Kartoffeln
1 knackiger Apfel, entkernt und in Streifen
geschnitten
1 EL Zitronensaft
½ rote Zwiebel, dünn geschnitten
2 Selleriestangen, in dünne Scheiben geschnitten
50 g fettarmer Cheddarkäse
½ EL Weinessig

1 EL Apfelsaft
½ TL milder französischer Senf
1 EL Sonnenblumenöl
Pfeffer
Zum Garnieren: Dill oder Kerbel

1 Kochen Sie die Kartoffeln, bis sie gerade weich werden, gießen Sie diese ab, lassen Sie sie abkühlen und schneiden Sie sie dann in Scheiben.

2 Beträufeln Sie die Apfelscheiben mit etwas Zitronensaft, bevor sie mit den Kartoffeln, Zwiebeln, dem Sellerie und dem Käse vermischt werden. Verrühren Sie den restlichen Zitronensaft, Essig, Apfelsaft, Senf und das Öl, würzen Sie alles nach Geschmack mit Pfeffer, geben Sie das Dressing über die Kartoffelmischung und mischen Sie das Ganze noch einmal gründlich durch, bevor Sie den Salat mit Dill oder Kerbel garniert servieren.

Bohnensalat

Für 1 Portion:

50 g Kidney-Bohnen aus der Dose, abgespült und abgetropft
75 g grüne Bohnen, in Stücke geschnitten
25 g Kichererbsen aus der Dose, abgespült und abgetropft
½ Zwiebel, ganz fein gehackt
½ rote Paprika, fein gehackt
1 TL fein gehackter Koriander
1 TL Olivenöl
Pfeffer

1 Mischen Sie alle Zutaten in einer Schüssel und würzen Sie alles mit Pfeffer.

Frittata mit Wasserkresse, Pilzen und Spargel

Für 2 Portionen:

6 Spargelstangen
4 Eier
½ Bund Wasserkresse, die dicken Stängel entfernen
1 EL Olivenöl
1 kleine Knoblauchzehe, zerdrückt
175 g Pilze
Pfeffer

1 Dünsten oder kochen Sie den Spargel, bis er zart ist, lassen Sie ihn unter kaltem laufendem Wasser abkühlen und dann gut abtropfen.

2 Verquirlen Sie die Eier mit einer Gabel in einer Schüssel, würzen Sie diese mit Pfeffer und heben Sie dann die Wasserkresse unter.

3 Das Öl wird in einer schweren Bratpfanne erhitzt und Knoblauch und Pilze darin für drei Minuten schnell gebraten. Gießen Sie die Eiermasse darüber und verteilen Sie die Spargelstücke gleichmäßig in der Pfanne.

4 Reduzieren Sie die Hitze, so weit es möglich ist, und lassen Sie den Teig so lange stocken, bis die Unterseite golden ist, wenn Sie die Frittata mit einem Holzlöffel vorsichtig anheben.

5 Sollte die Frittata anbrennen, bevor die obere Seite gar ist, stellen Sie die Pfanne in den Backofen und grillen Sie die Frittata bei gemäßigter Hitze fertig.

Geschmorte Linsen mit Pilzen und Gremolata

Für 2 Portionen:

2 EL Olivenöl
1 Zwiebel, gehackt
1 Selleriestange, in Scheiben geschnitten
1 Möhre, in Scheiben geschnitten
75 g Puy-Linsen, abgespült
300 g Gemüsebrühe
125 ml trockener Weißwein
1 Lorbeerblatt
1 EL gehackter Thymian
175 g Pilze, gehackt
Salz und Pfeffer

Gremolata:
1 EL Petersilie, klein gehackt
1 sehr fein geschnittene Schale einer
unbehandelten Zitrone
1 Knoblauchzehe, fein gehackt

1 Erhitzen Sie einen Esslöffel Olivenöl in einem Kochtopf und braten Sie Zwiebel, Sellerie und Möhre drei Minuten lang an. Fügen Sie Linsen, Gemüsebrühe, Wein, Lorbeer, Thymian ordentlich viel Pfeffer und ein wenig Salz hinzu und lassen Sie das Ganze aufkochen. Nehmen Sie dann den Deckel ab und lassen Sie das Gericht bei geringer Temperatur weitergaren, bis die Linsen weich sind.

2 In der Zwischenzeit mischen Sie die Zutaten für die Gremolata.

3 Das restliche Öl wird in einer Bratpfanne erhitzt und die Pilze darin ungefähr zwei Minuten schnell gebraten, bis sie golden sind.

4 Schöpfen Sie die Linsen auf die Teller, geben Sie die Zwiebeln darauf und streuen Sie vor dem Servieren noch die Gremolata darüber.

Auberginentürme

Für 2 Portionen:

2 kleine Auberginen, ca. 12 cm lang
1 EL Olivenöl aus erster Pressung und noch ein
wenig zum Bestreichen
½ kleine Zwiebel, ganz fein gehackt
1 Knoblauchzehe, zerdrückt
1 TL geriebene Zitronenschale
½ TL Cumin, gemahlen
1 Prise gemahlener Zimt
25 g Sultaninen
25 g Cashewnüsse, geröstet und klein gehackt
1 TL Tahina-Paste
25 g sonnengetrocknete Tomaten in Öl, abgetropft
und klein gehackt
1 EL frischer Koriander
Salz und Pfeffer

1 Schneiden Sie von jeder Aubergine erst den Stiel ca. 2,5 cm vom einen Ende, dann eine Scheibe vom anderen Ende ab, sodass die Aubergine aufrecht stehen kann. Holen Sie dann vorsichtig das Fleisch heraus, ohne die Schale zu beschädigen, und hacken Sie es dann klein.

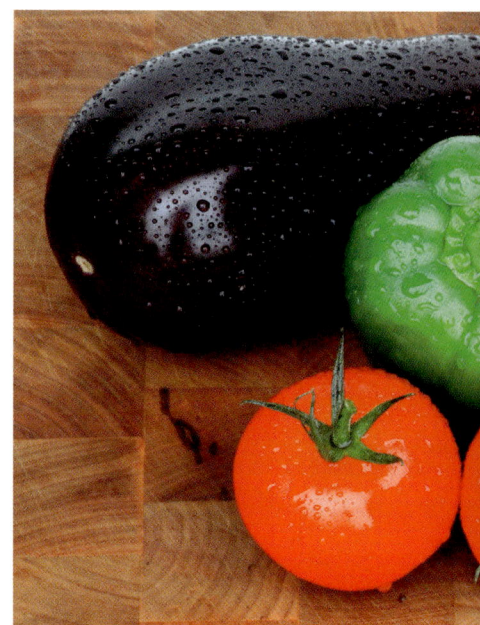

2 Erhitzen Sie das Öl in einer Bratpfanne und braten Sie darin fünf Minuten lang Zwiebel, Knoblauch, Zitronenschale und Gewürze. Fügen Sie das Auberginenfleisch hinzu, lassen Sie es für sechs bis acht Minuten weitergaren, bis es zart ist, geben Sie alle restlichen Zutaten dazu und würzen Sie nach Geschmack.

3 Löffeln Sie die Füllung in die Auberginen, bestreichen Sie diese mit Öl, stellen Sie diese aufrecht in eine kleine Bratpfanne und geben Sie ca. 1 cm kochendes Wasser dazu. Geben Sie dann die Pfanne für 40 Minuten in den auf 200° C (Gas Stufe 2) vorgeheizten Backofen, bis die Auberginen gar sind, und servieren Sie diese dann sofort.

Ratatouille

Für 4 Portionen:

- 1 EL Olivenöl
- 2 Zwiebeln, gehackt
- 2 rote Paprikaschoten, gehackt
- 2 grüne Paprikaschoten, gehackt
- 2 Knoblauchzehen
- 3 Zucchini, gehackt
- 400 g zerkleinerte Tomaten aus der Dose
- 1 Hand voll Basilikumblätter, gehackt
- Salz und Pfeffer

1 Erhitzen Sie das Öl in einem großen Kochtopf, geben Sie die Zwiebeln hinein und dünsten Sie diese zehn Minuten lang, ohne sie zu bräunen.

2 Fügen Sie die Paprika hinzu und lassen Sie alles weitere 20 Minuten dünsten, ohne es zu bräunen. Rühren Sie dann den Knoblauch und die Zucchini hinein, braten Sie alles ein paar Minuten und geben Sie dann die Tomaten dazu.

3 Erhöhen Sie die Hitze und kochen Sie das Ganze, bis die Flüssigkeit reduziert ist und die Gemüsesorten zart sind, dann mit Pfeffer und ein wenig Salz würzen, zuletzt die Basilikumblätter hinzugeben und unterrühren. Man kann das Ratatouille kalt oder warm servieren. Reste lassen sich gut einfrieren.

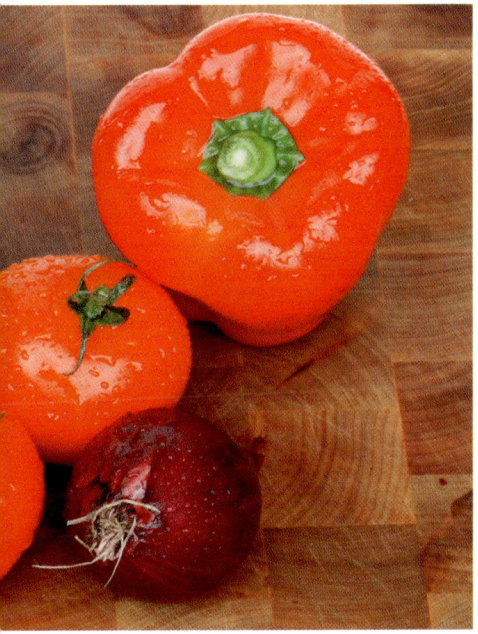

Eier nach Benediktiner Art

Für 1 Portion:

1 großer, flacher Pilz, Stiel entfernen
1 EL Olivenöl aus erster Pressung
125 g Spinat, gepflückt
1 Prise Muskatnuss
1 kleines Ei
25 g fettarmer Käse
Cayennepfeffer

1 Setzen Sie den Pilz mit der Kappe nach unten in eine ofenfeste Schüssel, träufeln Sie etwas Olivenöl darüber, bedecken Sie ihn mit Alufolie und geben Sie ihn für 20 Minuten in den auf 200° C (Gas Stufe 6) vorgeheizten Backofen.

2 In der Zwischenzeit waschen Sie den Spinat und geben ihn in einen großen Topf, erhitzen ihn vorsichtig, bis er weich wird, lassen ihn abtropfen, drücken die restliche Flüssigkeit aus und zerhacken ihn grob. Dann wird er mit Muskatnuss bestreut und das Ganze umgerührt. Porchieren Sie das Ei für drei bis vier Minuten, bis es gar ist.

3 Holen Sie den Pilz aus dem Backofen, löffeln Sie den fertigen Spinat darum und setzen Sie behutsam das porchierte Ei darauf. Bestreuen Sie es mit Käse und würzen Sie es mit Cayennepfeffer. Dann geben Sie das Ganze für drei bis vier Minuten in den vorgeheizten heißen Grill (Backofen), bis der Käse goldbraun ist, und servieren es dann sofort.

Tofu-Nuggets mit Zitronengras

Für 2 Portionen:

4 Frühlingszwiebeln, grob zerkleinert
1 ca. 2,5 cm langes Stück frische Ingwerwurzel, geschält und klein gehackt
1 Zitronengras mit Stiel, ganz fein gehackt
3 EL gehackter Koriander
2 Knoblauchzehen, grob gehackt
½ EL leichte Sojasoße
150 g Tofu, abgetropft
40 g Brotkrumen vom Roggenbrot
½ Ei
1 EL Erdnussöl
Pfeffer

1 Zerkleinern Sie die Frühlingszwiebeln, Ingwer, Zitronengras, Koriander und Knoblauch leicht in einer Küchenmaschine oder in einem Mixer, sodass sie noch ziemlich bröckelig sind, geben Sie Sojasoße, Tofu, Brotkrumen, Ei und Pfeffer hinzu und mengen Sie es noch einmal durch.

2 Nehmen Sie einen Teelöffel voll dieser Mischung auf Ihre nassen Hände, formen Sie diese zu kleinen Küchlein, geben Sie diese in eine leicht eingefettete Pfanne und pinseln Sie die Küchlein mit etwas Öl ein. Im vorgeheizten Backofen für zwei bis drei Minuten grillen, bis sie von jeder Seite golden sind, dann sofort servieren.

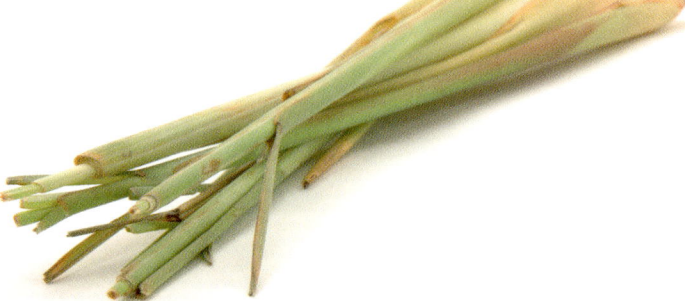

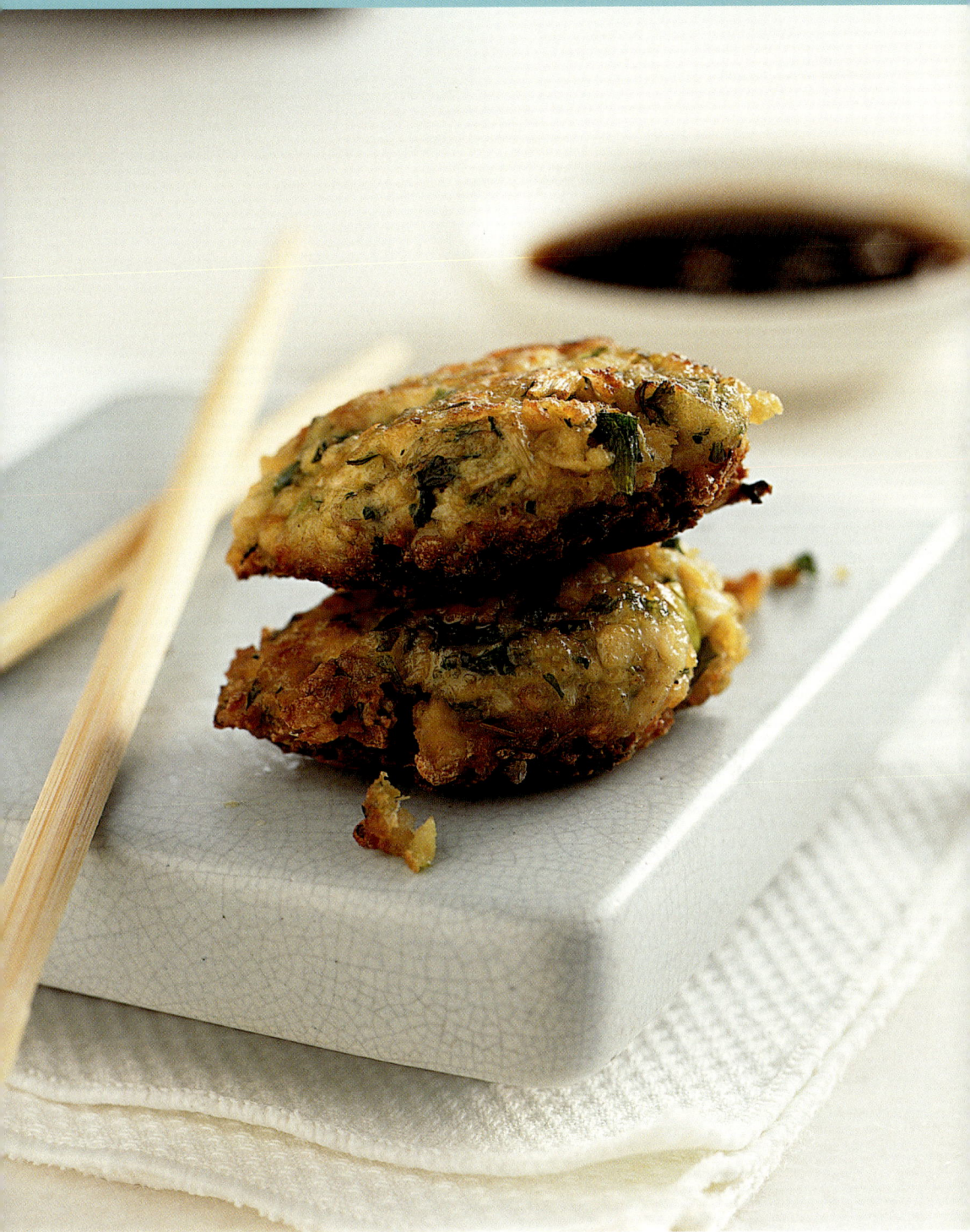

Gedünsteter Lachs mit heißer Basilikumsoße

Für 2 Portionen:

1 kleiner Bund Basilikum
2 Selleriestangen, klein gehackt
½ Möhre, klein gehackt
½ kleiner Zucchetto, klein gehackt
½ Zwiebel, gehackt
2 Lachssteaks, jedes ca. 125 g
40 ml trockener Weißwein
50 ml Wasser
½ TL Zitronensaft
½ TL fettarmer Brotaufstrich
Salz und Pfeffer
Zum Garnieren: Zitronenscheiben

1 Von der Hälfte des Basilikums pflücken Sie erst einmal die Blätter ab und legen sie zurück. Dann wird das ganze gehackte Gemüse auf dem Boden einer feuerfesten Kasserolle mit Deckel gelegt, die Lachssteaks in das Gemüse gedrückt und mit dem restlichen Basilikum belegt, wobei ein paar Blätter zum Garnieren aufbewahrt werden. Gießen Sie den Weißwein und das Wasser darüber, würzen Sie alles leicht mit Salz und Pfeffer, bringen Sie es zum Kochen und lassen Sie es dann noch ca. zehn Minuten bedeckt sieden. Dann wird der Lachs auf eine gewärmte Anrichtplatte gelegt.

2 Kochen Sie die Brühe, in der das Gemüse gedünstet wurde, noch einmal auf und lassen Sie diese für weitere fünf Minuten sieden. Seihen Sie das Gemüse in einen Mixer (Küchenmaschine), fügen Sie das gekochte und frische Basilikum hinzu, mischen Sie es zu einem Püree, bringen Sie es zum Kochen und lassen Sie es so lange kochen, bis es sich auf die Hälfte reduziert hat und andickt. Dann wird die Bratpfanne vom Herd genommen, der Zitronensaft zugegeben und der fettarme Brotaufstrich eingerührt. Die Soße gießen Sie dann über die Lachssteaks, garnieren sie mit den restlichen frischen Basilikumblättern und servieren sie mit den Zitronenscheiben.

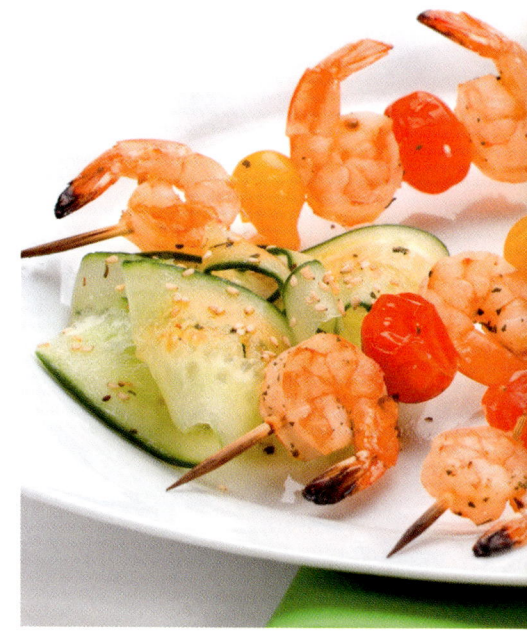

Farbenfrohe Kebabs

Für 1 Portion

8 rohe Riesengarnelen, geschält
1 gelbe Paprika, in größere Würfel geschnitten
½ Zwiebel, grob zerteilt
4 Pilze, halbiert
4 Cherrytomaten
1 TL Olivenöl
1 TL fein gehackter Rosmarin oder Thymian
Pfeffer

1 Spießen Sie die Riesengarnelen, Paprika, Zwiebel, Pilze und Tomaten auf zwei Spieße, pinseln Sie alles mit Öl ein und streuen Sie die Kräuter und den Pfeffer darüber. Grillen Sie die Spieße bei mittlerer Hitze sechs bis sieben Minuten lang im vorgeheizten Grill, bis das Gericht leicht verschmort ist. Sofort servieren.

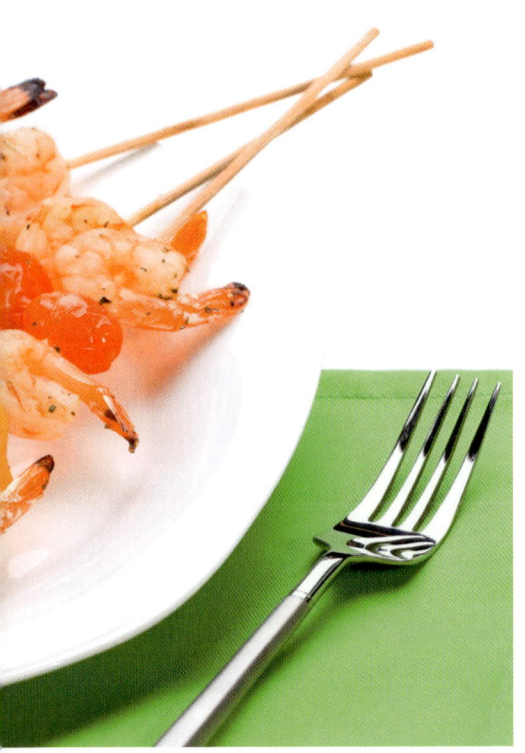

Mexikanische Suppe mit Avocado-Salsa

Für 2 Portionen:

1 EL Sonnenblumenöl
1 Zwiebel, gehackt
1 Knoblauchzehe, zerdrückt
1 EL gemahlener Koriander
½ TL gemahlener Cumin
½ rote Paprika, entkernt und gewürfelt
1 rote Chilischote, entkernt und gewürfelt
200 g Kidney-Bohnen aus der Dose, abgetropft
375 ml Tomatensaft
½–1 EL Chilisoße (nach Geschmack)

Avocado-Salsa:
½ kleine, reife Avocado
2 Frühlingszwiebeln, sehr fein geschnitten
½ EL Zitronensaft
½ EL gehackter frischer Koriander
Salz und Pfeffer

1 Erhitzen Sie das Öl in einer großen Bratpfanne, geben Sie Zwiebel, Knoblauch, Gewürze, Paprika und Chili hinzu und braten Sie alles zehn Minuten lang. Fügen Sie dann die ganzen restlichen Zutaten hinzu, bringen Sie diese zum Kochen und lassen Sie diese sanft für 30 Minuten sieden.

2 In der Zwischenzeit machen Sie die Avocado-Salsa: Schälen, entkernen und würfeln Sie die Avocado, vermengen Sie diese mit den restlichen Zutaten und würzen Sie alles leicht nach Geschmack.

3 Alle Suppenzutaten werden in einem Mixer oder in der Küchenmaschine zerkleinert und kommen in die gesäuberte Bratpfanne zurück. Würzen Sie nach Geschmack, erhitzen Sie dann die Suppe noch einmal und servieren Sie diese mit der Salsa.

Hähnchen, Kürbis und Süße-Kartoffel-Tagine

Für 2 Portionen:

1 EL Olivenöl
2 Hähnchenbrüste, ohne Knochen und Schale
1 große Zwiebel, ganz fein gehackt
2 Knoblauchzehen, zerdrückt
1 Stange Zimt, halbiert
250 g süße Kartoffeln, in kleine Würfel geschnitten
250 g Kürbis, in kleine Würfel geschnitten
3 EL Petersilie-Minze-Mischung, gehackt
150 g Hühnerbrühe
Salz und Pfeffer

Zum Verzieren:
Mandelplättchen, Petersiliezweig, Minzezweig

1 Erhitzen Sie das Öl in einer großen Kasserolle und bräunen Sie das Hähnchen gleichmäßig darin. Es wird dann herausgenommen und warm gestellt. Geben Sie die Zwiebeln in die Kasserolle und garen Sie diese darin, bis sie weich und leicht gebräunt sind. Geben Sie den Knoblauch und Zimt hinzu, wenn sie fast fertig sind.

2 Heben Sie die süßen Kartoffeln und den Kürbis unter, geben Sie das Hähnchen und die Hälfte der Petersilie-Minze-Mischung hinzu und gießen Sie die Brühe darüber. Der Deckel wird fest geschlossen und das Ganze dann ca. 45 Minuten sanft gesiedet, bis das Hähnchen und das Gemüse zart sind.

3 Würzen Sie das Gericht leicht mit Salz und Pfeffer, heben Sie dann die restliche Petersilie-Minze-Mischung darunter, bestreuen Sie es mit den Mandelplättchen und dekorieren Sie es vor dem Servieren mit den Petersilie- und Minzezweigen.

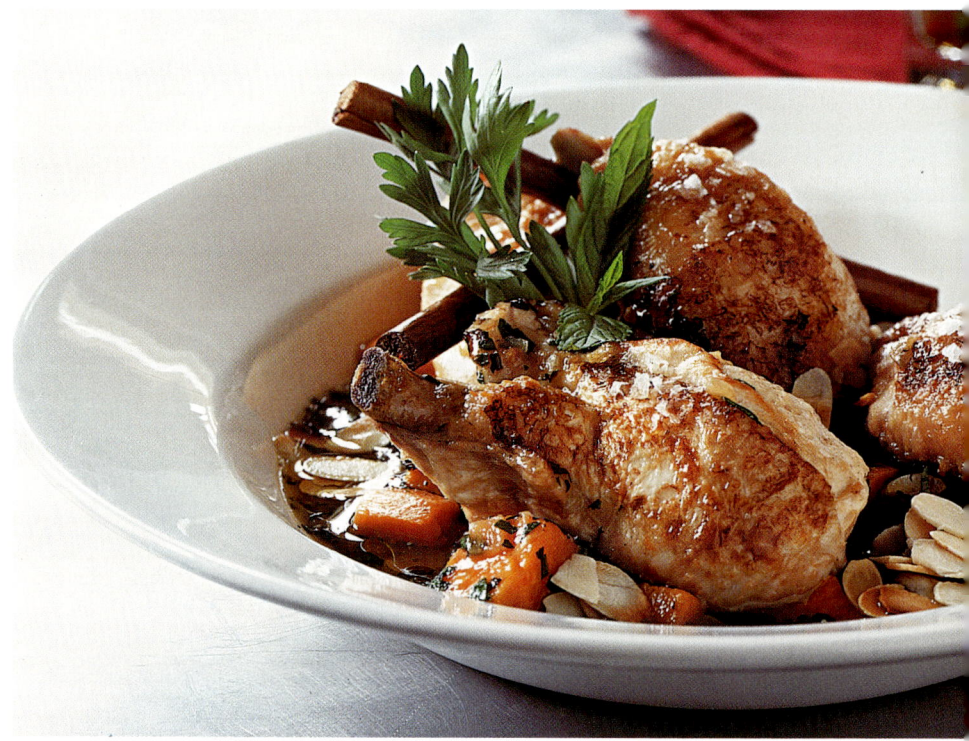

Anglo-Indisches Curry

Für 2 Portionen:

1 EL Sonnenblumenöl
1 große Zwiebel, in Scheiben geschnitten
1 Knoblauchzehe, gehackt
½ Kochapfel, geschält, entkernt und klein gehackt
1 ca. 1 cm großes Stück frische Ingwerwurzel,
geschält und gerieben
1 EL Currypulver
250 ml Gemüsebrühe
125 g Kartoffeln, geschält und gewürfelt
125 g Möhren, geschält und geschnitten
125 g Kürbis, geschält, entkernt und gewürfelt
125 g Brokkoliröschen
125 g Stangenbohnen, klein geschnitten
25 g Sultaninen
125 g Garnelen, gekocht und geschält
½ EL frische Kokosnuss, geraspelt
Salz und Pfeffer

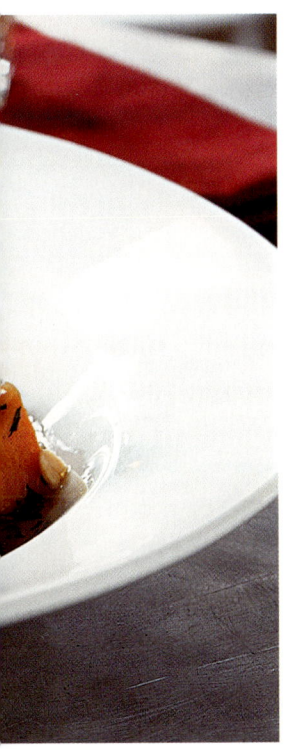

1 Erhitzen Sie das Öl in einer großen Pfanne, geben Sie Zwiebel, Knoblauch, Apfel und Ingwer hinein, braten Sie alles sanft für fünf Minuten und rühren Sie dabei ab und zu um. Mischen Sie Currypulver unter und braten Sie das Ganze für weitere drei Minuten. Diesmal rühren Sie es ständig um.

2 Die Brühe wird hineingegossen und unter ständigem Rühren so lange zum Kochen gebracht, bis sie anfängt, leicht anzudicken. Salzen und pfeffern Sie nach Geschmack, gehen Sie dann mit der Temperatur herunter und lassen Sie das Ganze für zwei weitere Minuten sieden.

3 Jetzt werden die Kartoffeln und Möhren hineingegeben, die Pfanne bedeckt und für zehn Minuten kann alles sieden.

4 Fügen Sie Kürbis, Brokkoli, Bohnen und Sultaninen hinzu, bedecken Sie die Pfanne und lassen Sie alles fünf bis zehn Minuten sieden oder bis der Brokkoli gerade weich, aber immer noch bissfest und nicht auseinandergefallen ist. Heben Sie dann die Garnelen unter und erhitzen Sie alles noch einmal vorsichtig, bevor Sie die Kokosnussraspeln darüberstreuen und das Curry heiß servieren.

Rindfleisch-Tacos

Für 2 Portionen

250 g mageres Rindergehacktes
½ Zwiebel, fein gehackt
½ grüne Paprika, entkernt und fein gehackt
1 Knoblauchzehe, zerdrückt
1 TL getrockneter Oregano
eine Prise scharfes Paprikapulver
eine Prise gemahlener Cumin
eine Prise grob gemahlener scharfer Pfeffer
50 ml Tomatenmark
6 Tacos aus Maismehl
Salz und Pfeffer
Zum Verzieren: Paprika

Zum Füllen:
zerkleinerter Rotkohl
zerkleinerte rote Zwiebeln
geraspelte Möhren
1 EL fettarmer Joghurt

1 Geben Sie das Hackfleisch in eine Bratpfanne und braten Sie es sanft in seinem eigenen Fett, bis es gar und braun ist und beim Braten auseinanderfällt. Das gesamte Fett, das dabei frei wird, gießen Sie bitte ab. Dann werden die Zwiebel, die grüne Paprika und der Knoblauch hinzugefügt und unter gelegentlichem Umrühren gebraten, bis sie weich sind. Heben Sie den Oregano, die Gewürze, Salz und Pfeffer nach Geschmack unter, geben Sie das Tomatenmark dazu und rühren Sie das Ganze gut um. Legen Sie dann den Deckel auf und lassen Sie alles sanft zehn Minuten lang kochen. Dabei wird ab und zu umgerührt.

2 In der Zwischenzeit können Sie die Tacos in dem vorgeheizten Ofen bei 180° C (Gas Stufe 4) erwärmen, geben dann das Fleisch in die heißen Mais-Tacos, füllen sie mit dem zerkleinerten Rotkohl, Zwiebeln und Möhren auf und beträufeln das Ganze dann noch mit dem Joghurt und streuen die Paprika darüber.

Heißer Thailändischer Rindfleischsalat

Für 2 Portionen:

½ knackiger Salat, zerkleinert
40 g Bohnensprossen
1 reife Papaya, geschält und ganz dünn geschnitten
½ große Gurke, in kleine Streifen geschnitten
2 Frühlingszwiebeln, in kleine Stifte geschnitten
1 EL Pflanzenöl
250 g Rumpsteak oder Filetsteak, in ganz dünne Streifen geschnitten (gegen den Faserverlauf)
1 Knoblauchzehe, fein gehackt
1 grüne Chilischote, fein gehackt
4 EL Zitronensaft
½ EL thailändische Fischsoße
½ TL Zucker

1 Häufen Sie Salat und Bohnensprossen auf zwei Teller, richten Sie darauf Papaya, Gurke und Frühlingszwiebeln auf einer Seite an und stellen Sie die Teller zur Seite.

2 Erhitzen Sie das Öl in einer schweren Bratpfanne oder im Wok, geben Sie Fleisch, Knoblauch und Chilischoten hinein, steigern Sie die Hitze auf die höchste Stufe und braten Sie alle Zutaten ganz schnell von allen Seiten an. Gießen Sie dann den Zitronensaft und die Fischsoße darüber, fügen Sie den Zucker hinzu und braten Sie das Ganze schnell weiter, bis es anfängt zu zischen.

3 Nehmen Sie den Wok vom Herd, holen Sie das Fleisch mit einer Schöpfkelle heraus und verteilen Sie es auf die beiden Salatberge und Bohnensprossen. Gießen Sie das Dressing darüber und servieren Sie es sofort.

Schnell gebratenes Hähnchen mit Preiselbeeren und Ingwer

Für 2 Portionen:

1 EL Pflanzenöl
1 Charlotte, ganz fein gehackt
1 ca. 1 cm großes Stück frische Ingwerwurzel, geschält und in kleine Stifte geschnitten
1 Knoblauchzehe, zerdrückt
2 Hähnchenbrüste, ohne Knochen und Haut, in dünne Streifen geschnitten
1 EL Hoisin oder dunkle Sojasoße
1 EL Krebssoße (wenn möglich)
½ EL helle Sojasoße
15 g getrocknete Preiselbeeren
2 Frühlingszwiebeln, diagonal geschnitten
75 g Bohnensprossen, in Scheiben geschnitten, Paprika- oder Möhrenstreifen

1 Erhitzen Sie das Öl im Wok und braten Sie darin ganz schnell die Charlotte, den Ingwer und den Knoblauch für ca. 30 Sekunden, geben Sie dann die Hähnchenstreifen dazu und braten Sie diese zwei Minuten oder bis sie goldbraun sind.

2 Fügen Sie die Hoisin,- Krebs,- und Sojasoße und die Preiselbeeren hinzu und braten Sie auch die ganz schnell für zwei weitere Minuten. Prüfen Sie, ob das Hähnchen an allen Seiten gar ist, bevor die Frühlingszwiebeln und Bohnensprossen oder anderen Gemüsearten dazukommen und ebenso schnell vier Minuten lang gebraten werden. Das Gericht wird dann sofort serviert.

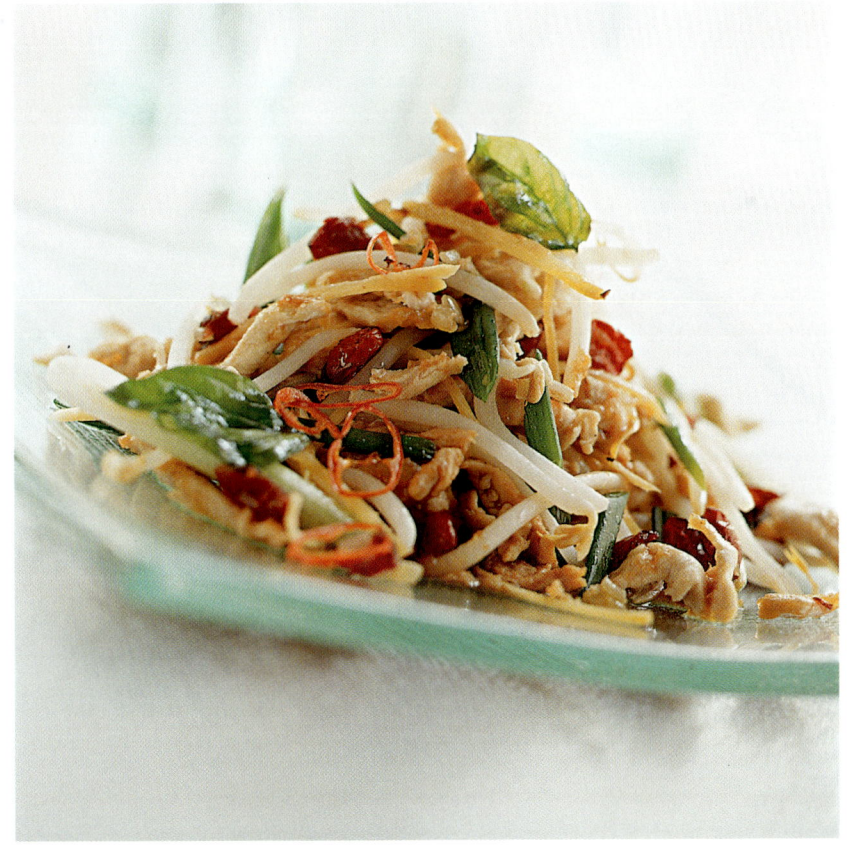

Rindfleisch und Brokkoli mit Krebssoße

Für 2 Portionen:

175 g Rumpsteak
½ Eiweiß
1 EL Sojasoße
1 Knoblauchzehe, zerdrückt
1 cm langes Stück Ingwerwurzel, geraspelt
½ EL Maismehl
1 EL Erdnussöl
125 g Brokkoliröschen
50 ml chinesischer Reiswein oder trockener Sherry
1½ EL Krebssoße
1 EL Sojasoße

Zum Verzieren:
1 EL geröstete Sesamkörner
1 kleiner Bund Schnittlauch, klein geschnitten

1 Wickeln Sie das Fleisch in Klarsichtfolie und geben Sie es für ein bis zwei Stunden in die Tiefkühltruhe, bis es gerade hart geworden ist.

2 Holen Sie es wieder heraus, wickeln Sie es aus und schneiden Sie es gegen den Faserverlauf in kleine Rechtecke – ungefähr in der Größe einer Briefmarke. Das Eiweiß wird in einem nichtmetallischen Gefäß aufgequirlt, die Sojasoße, der Knoblauch, Ingwer und das Maismehl dazugegeben und das Ganze schnell umgerührt. In diese Marinade geben Sie das Fleisch und lassen es bei Raumtemperatur ungefähr 30 Minuten ziehen bzw. bis das Fleisch ganz und gar aufgetaut ist.

3 Erhitzen Sie das Öl im Wok, bis es ganz heiß ist, aber nicht raucht, und geben Sie einen Teil der Fleischstücke hinein. Rühren Sie diese um, damit sie getrennt bleiben und braten Sie diese schnell für 30 bis 60 Sekunden, bis das Fleisch überall die Farbe verändert hat. Es wird dann mit einer Schöpfkelle herausgefischt und auf einem Küchenpapier getrocknet. Das Ganze wird mit dem übrigen Fleisch wiederholt.

4 Die Brokkoliröschen werden dann mit dem Reiswein oder Sherry besprenkelt und im Wok bei mittlerer Hitze für ca. drei Minuten herumgeschüttelt. Das Fleisch kommt wieder hinzu, die Krebssoße und Sojasoße ebenfalls. Stellen Sie langsam die Hitze wieder höher und braten Sie das Ganze energisch für drei bis vier Minuten oder bis das Fleisch und das Gemüse zart sind. Das Gericht wird heiß serviert, mit gerösteten Sesamkörnern und klein geschnittener Petersilie bestreut.

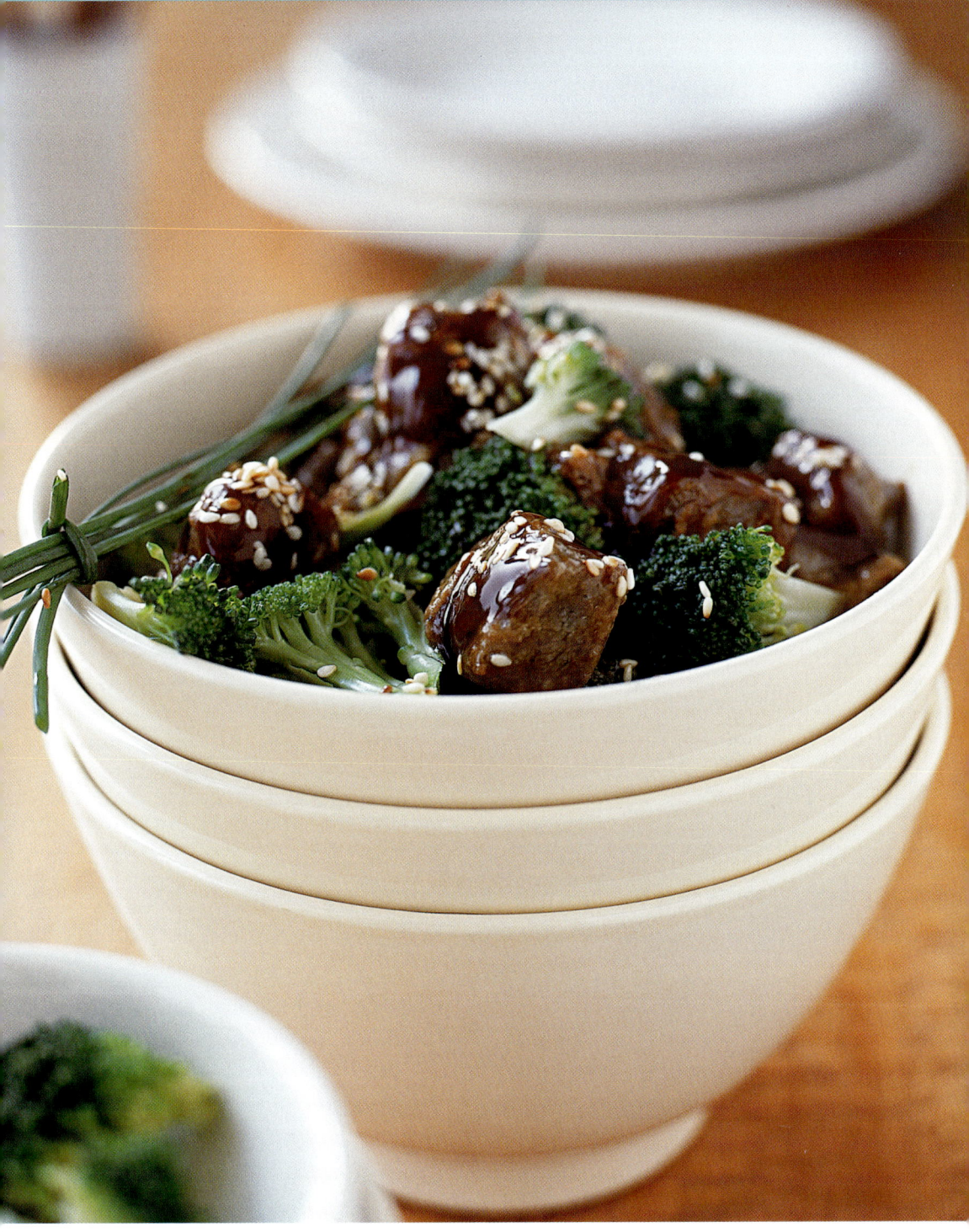

Durchhalten

Wir kennen jetzt schon einige Gründe, warum manche die Diätzeit nicht erfolgreich zu Ende bringen (Hoffentlich haben wir auch gezeigt, dass es bei diesem Konzept anders ist). Trotzdem können gewisse Umstände dafür sorgen, dass Sie zwischendurch ins Wanken geraten. Das könnten zum Beispiel Gelüste nach bestimmten Lebensmitteln sein, die nicht auf Ihrem Plan stehen. Hier einige Tipps, wie Sie diesen Heißhunger wieder unter Kontrolle bekommen können.

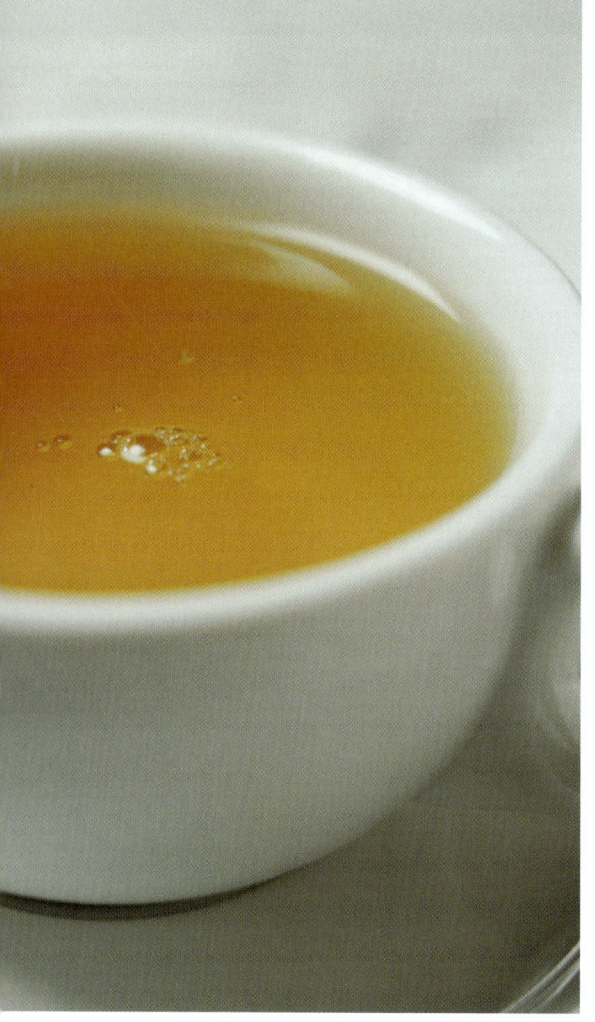

Koffein

Das wird Ihnen sehr wahrscheinlich am meisten zu schaffen machen, denn ein Herunterschrauben des Koffeinkonsums kann Kopfschmerzen verursachen. An der Harvard Universität ist ein interessantes psychologisches Phänomen herausgefunden worden: Versuchspersonen, denen mitgeteilt wurde, dass Ihr Kaffeekonsum heruntergeschraubt werden wird, litten mehr unter der Vorstellung als die Testpersonen, die koffeinfreien Kaffee zu trinken bekamen. Sagen Sie sich also, dass Sie ja während Ihrer Diät Kaffee trinken dürfen, allerdings nur drei Tassen am Tag. Wenn Sie weiter leiden, versuchen Sie Folgendes:

- Kaffeeersatz wie z. B. Zichorie oder Gerste oder Tees aus Ingwer oder Limonen stimulieren Ihren Körper und Geist ähnlich und stillen Ihr Bedürfnis nach einem warmen Getränk.
- Das homöopathische Heilgetränk Coffea Cruda (aus Kaffeebohnen hergestellt) kann bei körperlichen Symptomen wie Kopfschmerz oder Zittern helfen. Man bekommt es in Reformhäusern.
- Sprenkeln Sie drei bis vier Tropfen ätherisches Öl der Limone, Zitrone oder Pampelmuse auf ein Taschentuch und inhalieren Sie den Duft. Das stärkt Ihre Kraft.
- Stimulieren Sie den Akupressurpunkt an Ihrem Handgelenk, um Ihre Kraft zu stärken. Sie finden ihn auf der Falte, die direkt an Ihrer Handinnenfläche liegt. Pressen Sie den Punkt, der direkt unter Ihrem Daumen liegt, fünf bis zehn Mal.

Zucker

Cellulite kann nur vertrieben werden, wenn man den Zuckerkonsum herunterfährt. Die Geschmacksnerven brauchen nur zehn Tage, um sich an das neue Leben ohne Zucker zu gewöhnen – danach werden sie ihn nicht mehr vermissen. Versuchen Sie deshalb, für die ersten schwierigen Tage die folgenden Tipps zu befolgen:

- Nehmen Sie etwas Rhodiola (Rosenwurz), ein Kraut, das Ihren Körper bei Müdigkeit und Stress in Balance hält. Bei Versuchen wurde festgestellt, dass es den Botenstoffhaushalt im Gehirn um 30 % aktiviert und den Blutzucker im Gleichgewicht hält.
- Schnuppern Sie an Vanilleöl – Studien am St. Georg Hospital in London haben ergeben, dass es die Lust auf Zucker senkt.
- Nehmen Sie Gymnema Sylvestre, ein Mittel, das den Heißhunger auf Süßes unterdrückt. Die Wirkung hält zwei Stunden an. Sie können das Mittel als Tee trinken oder 100 mg davon einnehmen.

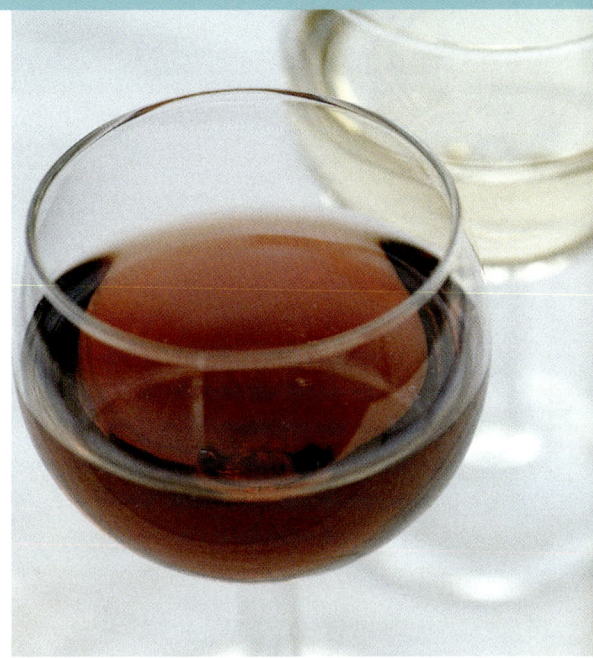

Alkohol

Viele Menschen sind auf ein Glas Wein oder zwei am Abend angewiesen, um zu entspannen. Sie können ein Glas Wein oder ein anderes alkoholisches Getränk am Abend genießen. Das wird Ihnen schneller gelingen, wenn Sie zuerst Ihren Stress unter Kontrolle bringen. Wenn Sie unter Stress stehen, gibt es vier einfache und schnelle Wege, Ihren Blutdruck zu senken:

- Wärmen Sie Ihre Hände. Wenn wir gestresst sind, fällt unsere Körpertemperatur. Also reiben Sie Ihre Hände, dann steigt sie wieder und entspannt Ihren Körper.
- Schnuppern Sie an Lavendelöl. Es ist nachgewiesen, dass dadurch innerhalb weniger Minuten beruhigende Alpha-Wellen im Gehirn ausgelöst werden, die Muskelspannungen reduzieren. Lavendel ist absolut beruhigend.

- Atmen Sie tief durch. Atmen Sie langsam ein und zählen Sie dabei bis zehn, füllen Sie dabei Ihren Bauch, dann Ihren Brustraum und weiten Sie dabei den Brustkorb. Atmen Sie danach aus, zählen bis Sie 20 und lassen Sie die Luft aus diesen Körperregionen.
- Sollten Sie danach immer noch Probleme haben, versuchen Sie das chinesische Kraut Kudzu. In einer englischen Studie tranken 64 % der freiwilligen Teilnehmer danach weniger Alkohol (hilft im Übrigen auch beim Rauchentzug).

Fett

Viele fühlen sich nicht satt, wenn Sie beim Essen nicht irgendetwas Fettes gegessen haben. Fett löst in unserem Gehirn Signale aus, die uns glücklich machen und gesättigt fühlen lassen. Wenn es wirklich schwierig für Sie ist, fettarm zu essen, dann beenden Sie die warme Mahlzeit mit einem Teelöffel fettarmer Crème fraîche, Hüttenkäse, Naturjoghurt, einer dünnen Scheibe Edamerkäse oder anderem fettarmem Käse. Die dicke, cremige Struktur kann das Gefühl von Fett im Mund auslösen.

Auswärts essen

In dem Moment, wo außerhalb des Hauses gegessen wird, ist unser Diätprojekt am meisten gefährdet, weil wir dann denken, dass wir uns jetzt so richtig verwöhnen sollten und alle „normalen" Essgewohnheiten vergessen.

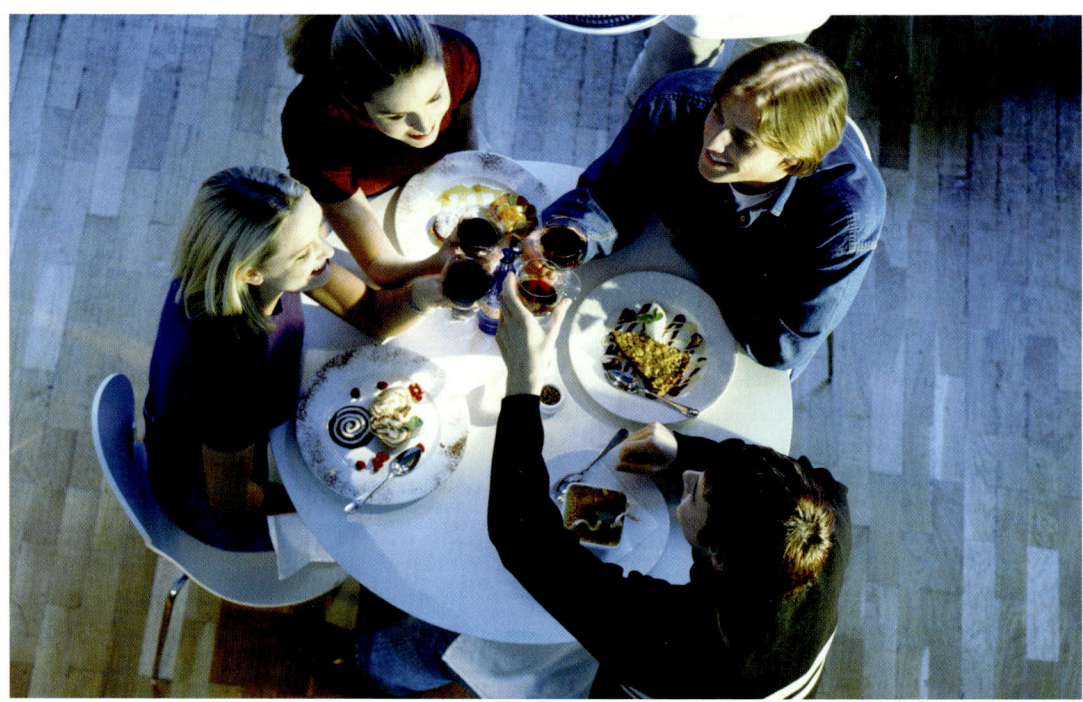

Es macht nichts, wenn Sie in diesen sechs Wochen nur ein oder zwei Mal mehr essen als Sie sollten, solange Sie danach sofort wieder zum Diätprogramm zurückkehren. Dann werden Sie in dieser Zeit immer noch Pfunde, Flüssigkeit und Ihre Cellulite verlieren.

Wenn Sie regelmäßig ausgehen, könnte das Ihre Anti-Cellulite-Diät sabotieren: Große Portionen im Restaurant, fertige Sandwiches oder Fast Food, das Sie im Laufen essen, können in Sekunden Ihr Kalorienlimit sprengen. Dann können Sie lange auf positive Ergebnisse warten. Denken Sie immer daran.

In der Liste gegenüber finden Sie Gerichte, die Sie mit gutem Gewissen essen können.

Bevor Sie sich jeden Abend Essen liefern lassen, halten Sie sich diese Forschungsergebnisse der Universität Memphis vor Augen: Frauen, die mehr als fünf Mal in der Woche auswärts essen gehen, nehmen am Tag ca. 275 kcal (1155 kj) und 4 % Fett zu viel zu sich. Das würde Ihre Gewichtsabnahme um die Hälfte verringern. Wer sein Essen nicht selbst zubereitet, weiß nie ganz genau, was im Essen ist und wie viele Kalorien und Fettmengen es enthält.

Die Kalorienmenge in typischen Restaurantmenüs

Amerikanisches Restaurant	kj	kcal
Melone	100	420
Tomaten oder Pilzsuppe	250	1050
Einfaches gegrilltes Steak ohne Fett mit Salat oder Gemüse	250	1050
Gegrilltes oder gebratenes Hähnchen ohne Haut mit Salat oder Gemüse	250	1050
Geräuchertes Schinkensteak mit Salat	450	1890
Gegrillter Fisch oder Garnelen mit Salat oder Gemüse	350	1470
Einfache Folienkartoffeln	200	840

Indisches Restaurant		
Hähnchen Tikka (Vorspeise)	250	1050
Tandoori-Hähnchen, 1 Brust	350	1470
Garnelen oder Hähnchen-Curry	350	1470
Gemüse-Curry	350	1470
Poppadum	75	315
Gekochter Reis (1 geh. EL)	40	170

Chinesisches oder Japanisches Restaurant		
Hähnchen mit Mais oder heiße, saure Suppe	150	525
Rindfleisch/Hähnchen in Schwarze-Bohnensoße oder Austernsoße	350	630
Im Wok gebratenes Gemüse	250	1050
Gedünsteter Reis (1 geh. EL)	40	170
Chop Suey	300	1260
Sushi (pro Stück)	50	210
Sashimi (pro Stück)	25	105

Italienisches Restaurant		
Minestrone-Suppe	125	525
Mozzarella-Tomaten-Salat (Vorspeise)	275	155
Parmaschinken mit Melone (Vorspeise)	150	630
Meeresfrüchtesalat (Vorspeise)	250	050
Kalbfleisch mit Salat als Beilage	350	1470
Nudeln* mit Tomatensoße oder Fischsoße	500	2100

*Nudeln stehen nicht auf dem Anti-Cellulite-Menü, weil sie Weizen enthalten. Sollten Sie italienisch essen gehen und kein Fleisch essen, wird das vielleicht unausweichlich sein, deshalb sind sie hier aufgelistet. Es kann sein, dass Sie danach etwas mehr Flüssigkeit speichern.

Fast-Food Restaurants		
Sechs Chicken-Nuggets	220	925
Weißkohlsalat (kleine Portion)	120	500
Großer Salat (sahnige Soßen und Nudeln verdoppeln die Werte)	350	1470
Kleine Portion Chili con carne	220	925
Einfache Folienkartoffeln	200	840

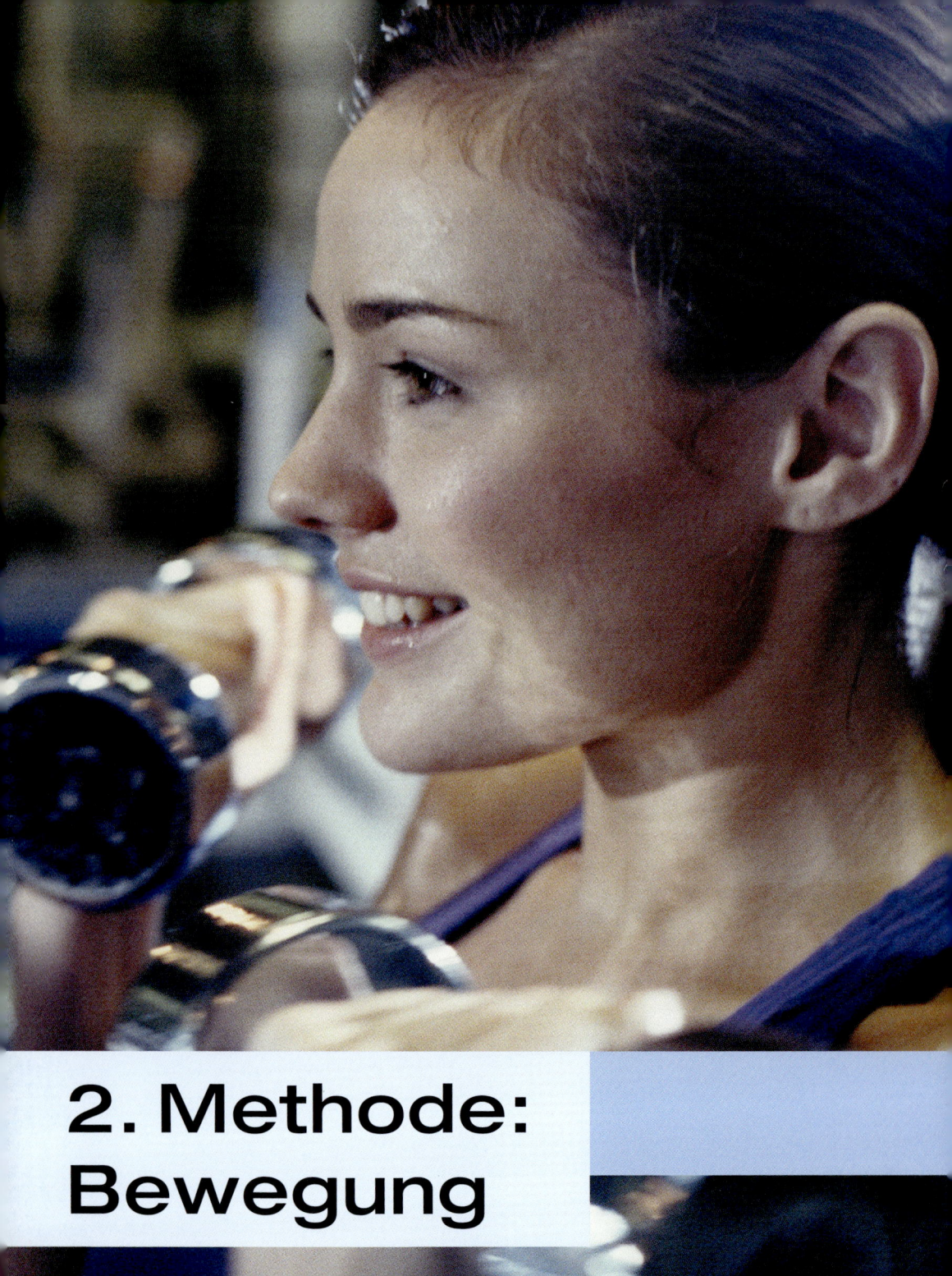

2. Methode: Bewegung

Bewegung ist einer der wirkungsvollsten Wege, die Noppen auf der Haut loszuwerden. In einer Studie am South Shore YMCA, Massachusetts, nahmen Frauen an einem achtwöchigen Programm mit ziemlich leichten Übungen teil. Am Ende sagten 70 %, dass sich ihre Cellulite verringert hat und sie durchschnittlich 3,5 cm an den Hüften verloren haben. In einem anderen Versuch an der Universität von Maryland wurden Frauen, die mit dem Aussehen Ihrer Hüften und Oberschenkel nicht zufrieden waren, auf eine sehr vernünftige Diät gesetzt, außerdem walkten sie jeden Tag: Am Ende hatten alle 4 % weniger Umfang an den Oberschenkeln.

Durch Bewegung verbrennen Sie 15 Mal mehr Kalorien als im Ruhezustand. Selbst wenn Sie aufhören, wird Ihr Stoffwechsel weiter angeregt, wodurch in den nächsten Stunden 6 bis 10 % schneller weitere Kalorien verbrennen, d. h.: Sie nehmen weiter ab. Sie verlieren auch Gewicht, weil Ihre Muskelmasse zunimmt: 0,5 kg Muskeln verbrauchen 35 kcal (147 kj) in der Stunde, Fett verbrennt nicht eine einzige. Muskeln machen Cellulite auch weniger sichtbar, weil sie die Septen daran hindern, die Haut herunterzuziehen.

Bewegung regt auch den Kreislauf an, wodurch 5 Mal so viel mit Sauerstoff angereichertes Blut durch Ihre Arterien und Venen fließt und damit die Zellen versorgt, die Septen bilden.

Zusätzlich wird der Lymphfluss gestärkt. Das Lymphsystem hat ja keine Pumpe, die dafür sorgt, dass die Lymphe durch den ganzen Körper fließt, und muss sich ganz auf die Arbeit der Muskelkontraktionen verlassen, d. h.: Bewegen Sie sich, ziehen sich Ihre Muskeln zusammen und die Lymphe fließt. Es ist also ganz klar, warum Bewegung beim Abbau der Cellulite hilft, trotzdem hat nicht jede Bewegung die gleiche Wirkung. Damit Sie die größte Wirkung erzielen, müssen vier total unterschiedliche Bewegungen in Ihren persönlichen Plan eingebaut werden, die Sie jetzt kennen, gebrauchen und genießen lernen.

Inhalt

Typ 1: Aerobicübungen

Aerobicübungen stärken Herz und Lunge, regen den Kreislauf und Lymphfluss an, verbrennen Kalorien und Fett und bauen damit Cellulite ab. Wenn Sie Übergewicht haben (s. S. 19), wird dies der wichtigste Teil des Bewegungsplans sein.

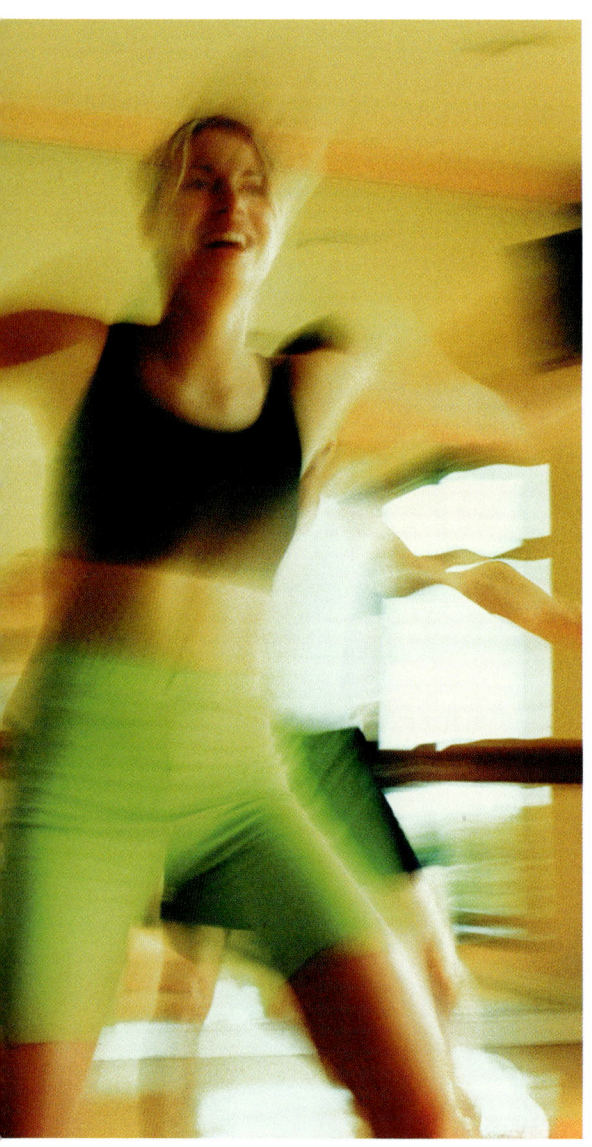

Wenn Sie nicht übergewichtig sind, erzielen Sie die größte kosmetische Wirkung mit den anderen Bewegungsarten, obwohl Ihre Gesundheit natürlich auch von den Aerobicübungen profitiert. Sie brauchen davon nur so viele Übungen zu machen, dass Ihr Kreislauf gut in Schwung kommt, also pro Tag 30 Minuten Treppen steigen, zum Bus laufen, im Garten arbeiten, tanzen, Sport oder regelmäßige Übungen machen.

Der Fettbekämpfungsplan

Sie verlieren ja schon 0,5 kg Fett pro Woche durch die Diät-Methode, durch Bewegung können Sie das noch steigern. Ihr Ziel sollte dann sein, 1500–3000 kcal (6300–14 700 kj) in der Woche durch drei bis vier Fitnesstrainings zu verbrennen. Es hängt von Ihrem Energie- und Fitnessspiegel ab, wie viel Sie erreichen können: Beginnen Sie mit 1500 kcal (6300 kj) und steigern Sie sich dann. In dem Kasten nebenan sehen Sie, wie viele Kalorien Sie ungefähr bei den Sportarten verbrennen, und erstellen sich durch ein „Mix und Match" Ihren ganz persönlichen Fitnessplan.

Sie finden auf S. 74 auch ein Zirkeltrainingsprogramm. Beim Zirkeltraining verbrennen Sie Fett, weil Sie sich die ganze Zeit bewegen. Durch die unterschiedlichen Stationen kommt auch keine Langeweile auf. Die Übung dauert 20 Minuten (plus 5 Minuten aufwärmen) und verbrennt ungefähr 250 kcal (1050 kj), wenn sie von einer 70 kg schweren Frau ausgeführt wird. Führen Sie die Übung drei Mal in der Woche plus einem 20-minütigen Spaziergang durch, dann verbrennen Sie über 1500 kcal (6300 kj) in einer Woche.

Unterschätzen Sie nicht die kleinen Kalorienverbrenner, die am Tag eingebaut werden können. Wenn ein durchschnittlicher Mensch am Tag zwei Mal öfter zu Fuß die Treppen hochgeht, verliert er dadurch im Jahr 1,4 kg. Überlegen Sie also, was Sie in Ihr tägliches Leben einbauen können: eine Station eher aus dem Bus steigen, Treppen steigen, vor dem Restaurantbesuch noch einmal um den Block gehen, Besorgungen machen anstatt per E-mail zu bestellen oder während der Kaffeepause spazieren gehen. Selbst wenn Sie beim Telefonieren herumlaufen, macht das einen Unterschied. In 50 Minuten laufen Sie so durchschnittlich 2,4 km jeden Tag und können damit 0,5 kg Fett im Monat verbrennen.

„Mix und Match"-Übungen

Kalorienverbrauch einer Frau in 30 Minuten
(Werte in kj errechnen: mit 4,2 multiplizieren)

Ihr Gewicht	57 kg	63,5 kg	70 kg	76 kg
Aerobic (wenig Belastung)	166	185	203	222
Aerobic (hohe Belastung)	212	235	259	282
Steppklasse	302	336	379	403
Wasser-Aerobic	121	134	148	161
Heimtrainer (gemäßigt)	212	235	259	282
Heimtrainer (schnell)	318	353	388	403
Rudergerät (gemäßigt)	212	235	259	282
Stepper (gemäßigt)	181	202	222	242
Fahrrad fahren (draußen)	242	262	296	323
Golf (Schläger selbst tragen)	166	185	203	222
Wandern	181	202	222	242
Reiten	121	134	148	161
Schlitt- oder Rollschuh laufen	212	235	259	282
Seil springen	300	336	370	403
Squash	210	235	259	282
Joggen (10 km/h)	300	336	370	403
Schwimmen	180	202	222	242
Tennis	210	235	259	282
Walken (6,5 km/h)	135	151	166	181

Zirkeltraining

Wärmen Sie sich erst auf, führen Sie dann das folgende Programm in der vorgegebenen Reihenfolge durch und wiederholen Sie es vom Seilspringen an vier Mal. Danach machen Sie die Dehnübungen auf den folgenden Seiten.

Setzen Sie sich als Ziel, alle Übungen des Zirkeltrainings mit 60–80 % Ihres höchsten Herzschlages durchzuführen, wenn also bei einer Werteskala 10 das Maximum wäre, würden Sie bei 7–8 sein. Während der Übungen sollten Sie in der Lage sein zu sprechen, wenn auch nicht mehr als 5–6 Worte.

Aufwärmen (5 Minuten)	Laufen Sie 1 Minute lang langsam auf der Stelle, dann erhöhen Sie für eine weitere Minute das Tempo. Die letzten 3 Minuten laufen Sie im Joggingtempo und die letzte davon so schnell Sie können.
Seil springen (1 Minute)	Springen Sie 1 Minute lang so schnell Sie können Seil oder „tun Sie so, als ob" Sie Seil springen.
Sprinten (1 Minute)	Rennen Sie so schnell Sie können zum Ende Ihres Gartens (oder Wohnzimmers; sorgen Sie vorher dafür, dass nichts im Weg ist) und zurück. Haben Sie Mühe, das Tempo durchzuhalten, joggen Sie zurück und verlängern die Sprintstrecke im Laufe der Wochen.
Treppen steigen (1 Minute)	Steigen Sie erst mit einem Fuß auf die nächste Stufe, ziehen Sie den anderen nach, gehen Sie dann mit dem einen Fuß wieder herunter und dann mit dem anderen. Wiederholen Sie das, so schnell Sie können, und halten Sie dabei einen gleichmäßigen Rhythmus. Passen Sie auf, dass Sie Ihre Knie nicht zu weit nach vorne drücken.
Auf der Stelle springen (1 Minute)	Springen Sie so schnell wie möglich hoch, öffnen Sie in der Luft Ihre Beine und Arme und landen Sie dann wieder in der Ausgangsposition. Wiederholen Sie das Ganze so oft wie möglich. Zur Entlastung der Knie drücken Sie diese beim Aufkommen und Hochspringen leicht vor.
Auf der Stelle laufen (1 Minute)	Ziel ist es, eine Minute lang so schnell Sie können zu joggen. Wenn Sie noch nicht so fit sind, ist es wichtiger, ein etwas langsameres Tempo eine Minute lang gleichmäßig zu halten, als 30 Sekunden ganz schnell zu joggen und dann zu stoppen. Fangen Sie langsamer an und steigern Sie im Laufe der Zeit Ihr Tempo.

Dehnübungen

Nach jedem Aerobictraining sollten Sie ihre Muskeln dehnen. So vermeiden Sie Verletzungs-
gefahren oder Muskelkater am nächsten Tag. Hier kommt eine ganz einfache Dehnübung.

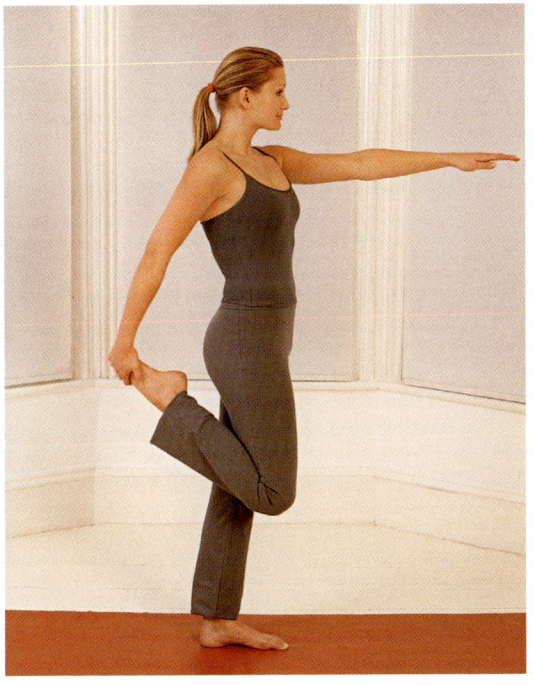 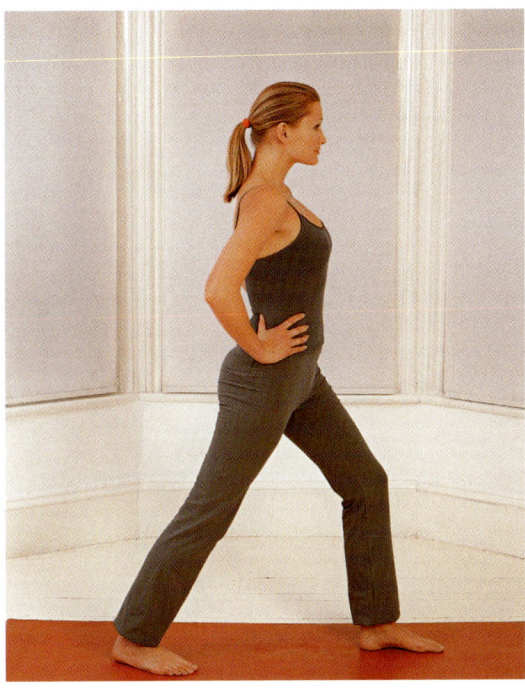

1 Dehnen der Oberschenkelmuskeln

- Stehen Sie gerade und umfassen Sie Ihren rech-
ten Knöchel, indem Sie das Knie beugen. Ergrei-
fen Sie Ihren Fuß und ziehen Sie ihn vorsichtig
zum Po. Sie werden das Ziehen in Ihrem Ober-
schenkel deutlich spüren.
- Halten Sie die Spannung 30 Sekunden. Heben
Sie dabei den linken Arm an, wenn Sie aus dem
Gleichgewicht geraten sollten.
- Senken Sie den Fuß und wiederholen Sie die
Übung mit dem anderen Bein.

2 Dehnen der Kniesehne

- Stellen Sie sich gerade hin, strecken Sie dann
Ihr rechtes Bein aus. Die Zehen sind dabei auf
dem Boden.
- Halten Sie das Bein weiterhin gestreckt (ohne die
Knie durchzudrücken) und beugen Sie sanft das
linke Bein, als ob Sie sich setzen wollten. Sie sollten jetzt ein Ziehen hinten am Oberschenkel spüren; 20–30 Sekunden halten, das Bein lockern,
die Übung mit dem anderen Bein wiederholen.
- Vermeiden Sie diese Dehnübungen, wenn Sie
Rückenprobleme haben.

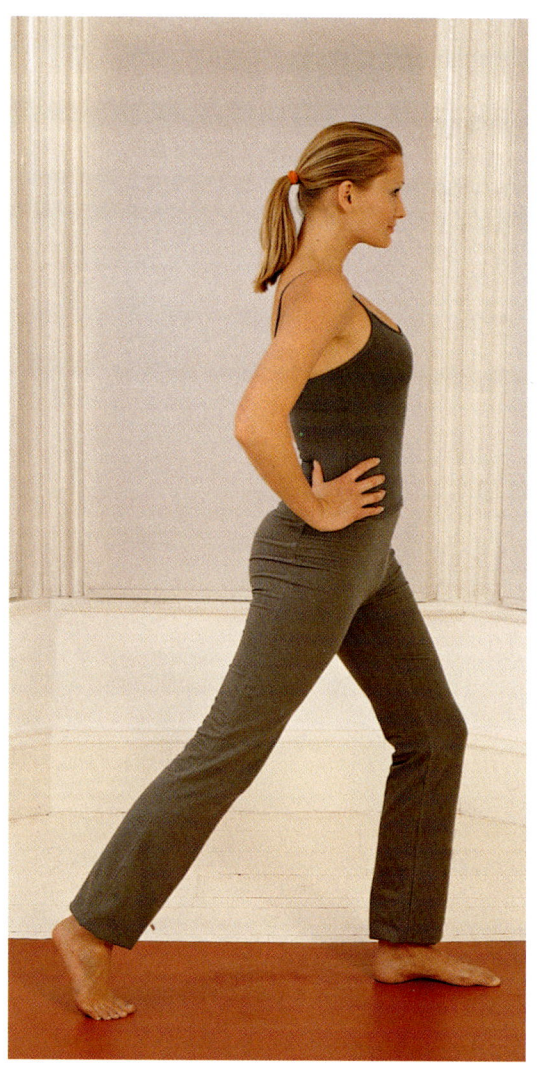 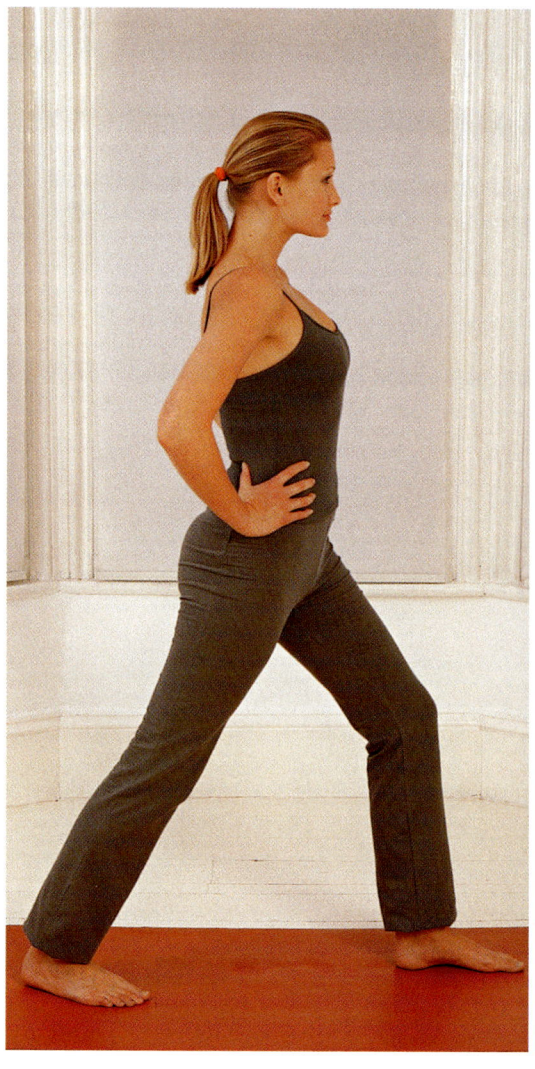

3 · Dehnen der Wadenmuskeln

- Gehen Sie mit Ihrem linken Bein einen Schritt vorwärts und beugen Sie das Knie. Beim Strecken hebt sich die rechte Ferse vom Boden.

- Halten Sie das rechte Bein gerade, drücken Sie die rechte Ferse sanft auf den Boden zurück und halten Sie 30 Sekunden lang die Anspannung. Sanft das Bein ausschütteln und das Bein wechseln.

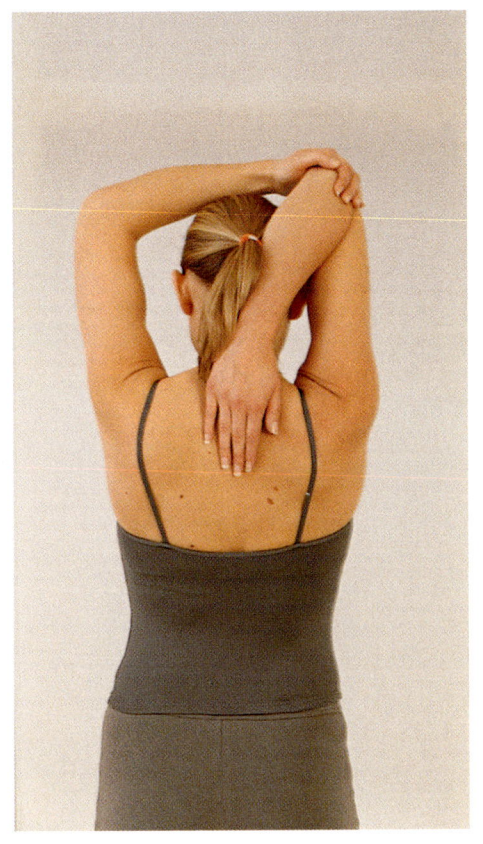 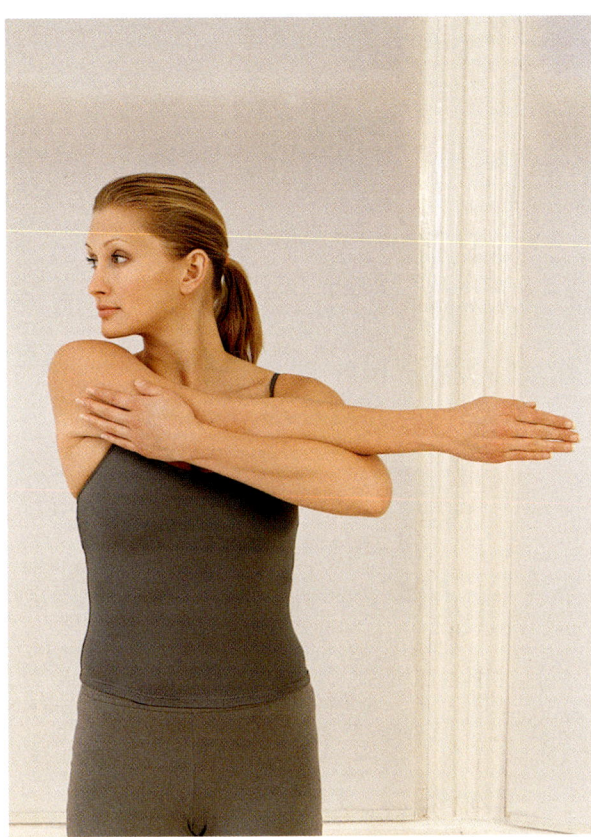

4 Dehnen des Trizeps

- Strecken Sie die rechte Hand hoch und führen Sie diese dann so über Ihre Schulter, dass der Arm durchgedrückt ist, der Ellenbogen nach oben ragt und die Handinnenfläche flach auf dem Rücken liegt.
- Mit dem anderen Arm drücken Sie nun den oberen Arm sanft nach hinten, halten die Spannung für 30 Sekunden und wechseln dann die Arme.

5 Dehnen der Schultermuskeln

- Stellen Sie sich gerade hin und strecken Sie den rechten Arm in Schulterhöhe über den Körper hinweg zur anderen Seite. Winkeln Sie den linken Arm an, legen Sie ihn auf den rechten und drücken Sie den rechten Arm dann auf Ellenbogenhöhe sanft an den Körper.
- Halten Sie die Spannung für 30 Sekunden, lockern und wechseln Sie die Arme.

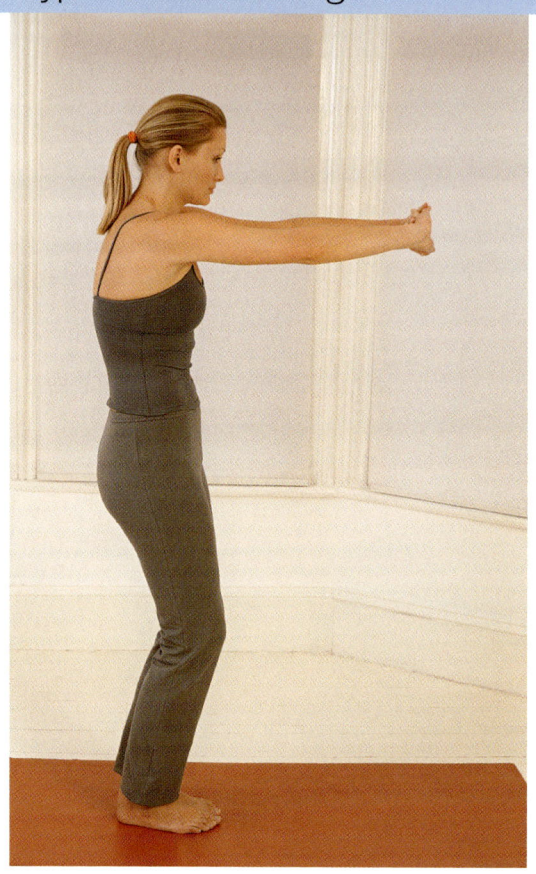

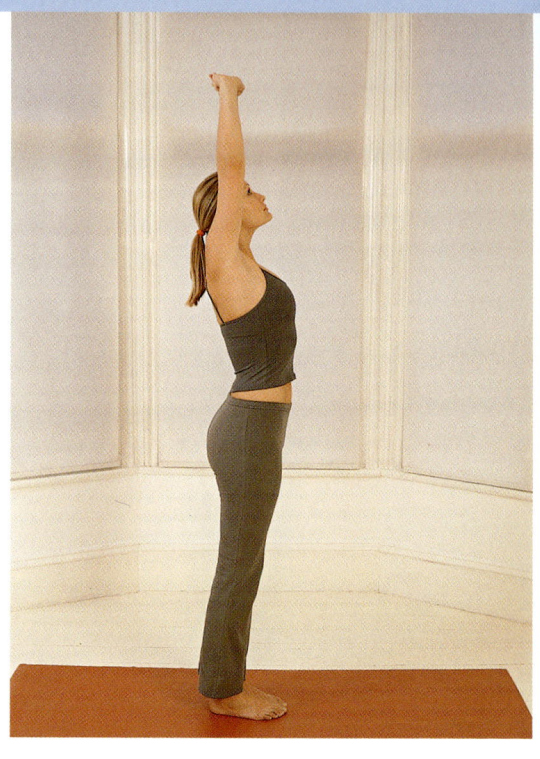

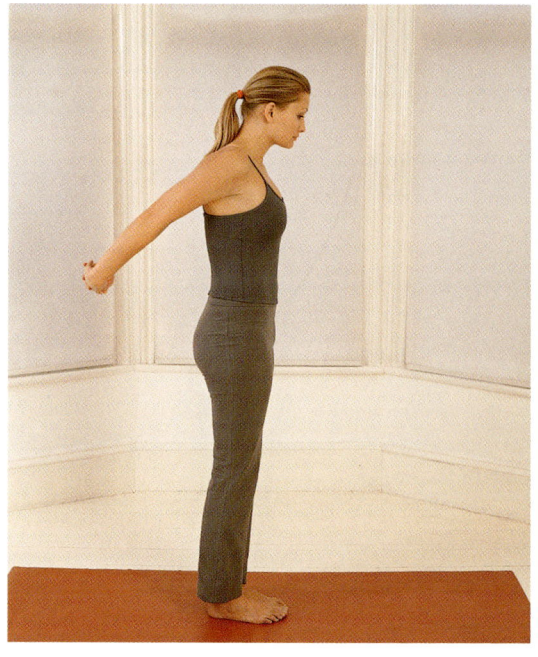

6 **Dehnen der Brust- und Schultermuskeln**

- Verschränken Sie Ihre Finger, drehen Sie die Hand-innenflächen nach außen und drücken Sie dann die Hände nach vorne, sodass Sie auf dem Rücken und in den Schultern ein Ziehen spüren. 30 Sekunden halten, dann lockern.
- Drücken Sie die Arme jetzt über Ihren Kopf und spüren Sie, wie sich Brustkorb und Rücken dehnen. 30 Sekunden halten.
- Lockern; führen Sie die Arme hinter Ihren Rücken und falten Sie dort wieder die Hände. Ziehen Sie vorsichtig die ineinandergehakten Arme nach oben, bis Sie ein Ziehen in der Brust spüren. 30 Sekunden halten, dann lockern.

Typ 2: Aufbau des Muskeltonus

Dieses Programm ist besonders für Schlanke wichtig, die überflüssiges Wasser speichern und Cellulite bekommen, wenn der Muskeltonus zu schwach ist: Je weniger Muskeln auf Hüften und Oberschenkeln, desto mehr ziehen die Kollagenstränge herunter und machen die Noppen sichtbar. Muskeln verbrauchen auch Kalorien, sogar dann, wenn Sie sitzen. Wenn Sie also den Muskeltonus aufbauen, steigern Sie damit auch den Stoffwechsel und die Gewichtsabnahme und sorgen so für eine feste, straffe Haut.

Jeder, der bei dem folgenden 20-minütigen Muskelaufbauprogramm mitmacht, sollte es 3 bis 5 Mal in der Woche jeden zweiten Tag machen. Dieser Zeitplan ist wichtig: Muskeln werden nicht aufgebaut, wenn Sie trainieren, sondern beim Ausruhen. Machen Sie sich keine Gedanken darüber, dass bei diesen Übungen Gewichte benutzt werden – Sie werden keine Muskelpakete bekommen. Es geht auch ohne Hanteln, ist dann aber nicht so effektiv.

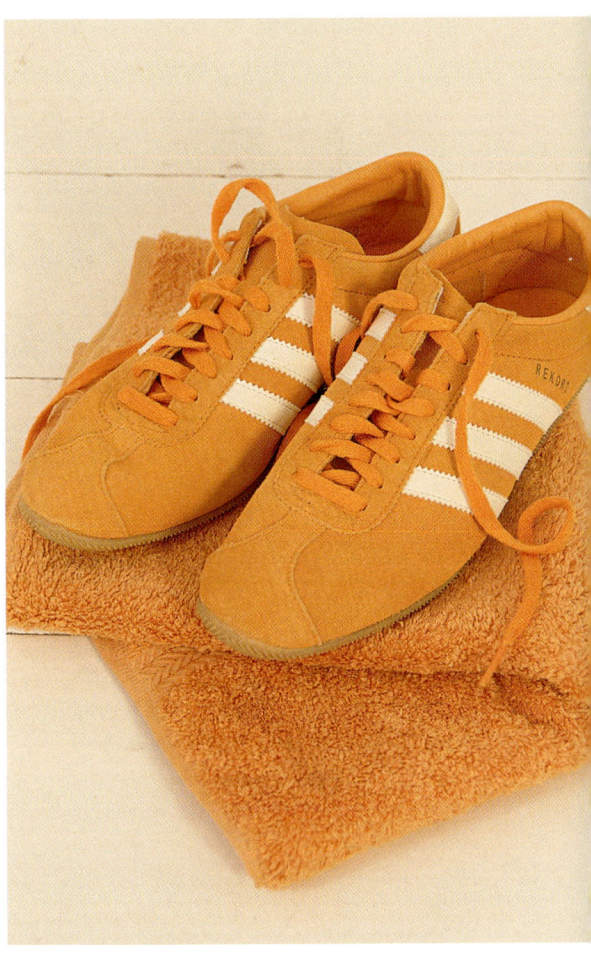

Es gibt Übungen für die Arme, Schultern und den Rücken – lassen Sie die ja nicht aus, weil Sie nur Ihre Hüften und Oberschenkel verändern wollen: Je mehr Muskeln Ihr Körper hat, desto mehr Kalorien verbrennt er. Außerdem kann ein gut gebauter Oberkörper einen schwereren Unterkörper gut kaschieren. Wenn Sie am Tag keine 20 Minuten am Stück für die Übungen finden, geraten Sie nicht in Panik: Sie können sie auch in kleinen Häppchen genießen, jeweils sogar nur eine einzige machen, solange Sie an dem Muskelaufbautag alle irgendwann ausgeführt haben.

Aufwärmen

Zum Aufwärmen brauchen Sie 10 Minuten: Walken, joggen, tanzen, springen Sie Seil oder auf einem Minitrampolin. Aufwärmen ist nicht nötig, wenn Sie gerade die Aerobicübungen gemacht haben.

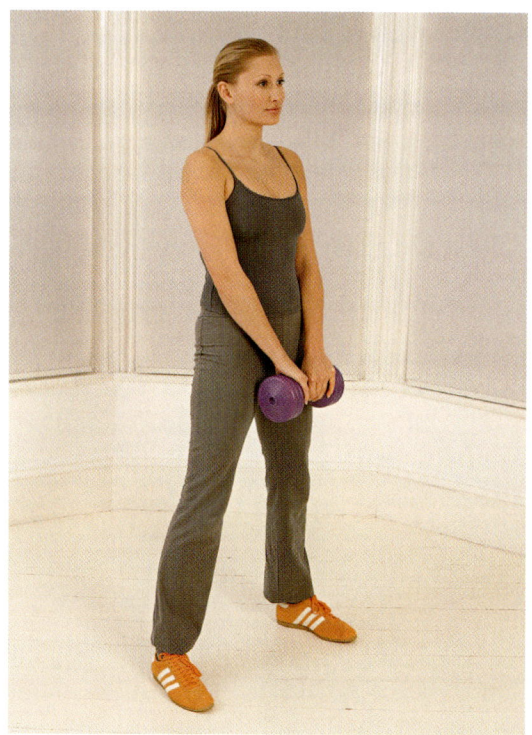

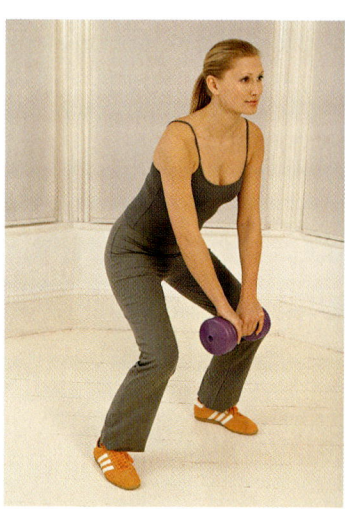

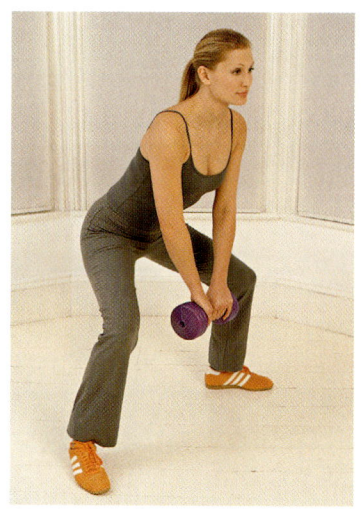

1 Squats (Kniebeugen)

- Stellen Sie sich gerade hin, die Füße hüftweit auseinander, und halten Sie mit gestreckten Armen eine 4–7 kg Hantel zwischen Ihren Beinen.
- Lassen Sie Ihre Arme in der Position (sie bewegen sich mit), gehen Sie ein wenig in die Hocke, so als ob Sie sich auf einen Stuhl setzen wollten, und achten Sie darauf, dies mit den Pomuskeln zu tun. Gehen Sie dabei mit den Beinen nicht auseinander. Ihre Knie dürfen dabei nicht mehr nach vorne gehen als Ihre Knöchel.
- Jetzt benutzen Sie Ihre Oberschenkel- und Pomuskeln, um sich wieder hochzudrücken. Wenn Sie wieder gerade stehen, kneifen Sie Ihre Pobacken für eine Sekunde zusammen. Machen Sie das 12 Mal. Dann wiederholen Sie die ganze Sequenz 4 Mal.

2 Breite Squats

- Stellen Sie sich in die gleiche Position wie bei den Squats.
- Dieses Mal stellen Sie Ihre Füße weiter auseinander und drehen die Füße 45° nach außen. Machen Sie genau die gleichen Bewegungen wie zuvor, passen Sie auch dieses Mal wieder auf Ihre Knie auf.
- Kneifen Sie wieder 12 Mal die Pobacken zusammen und wiederholen den ganzen Block 4 Mal.

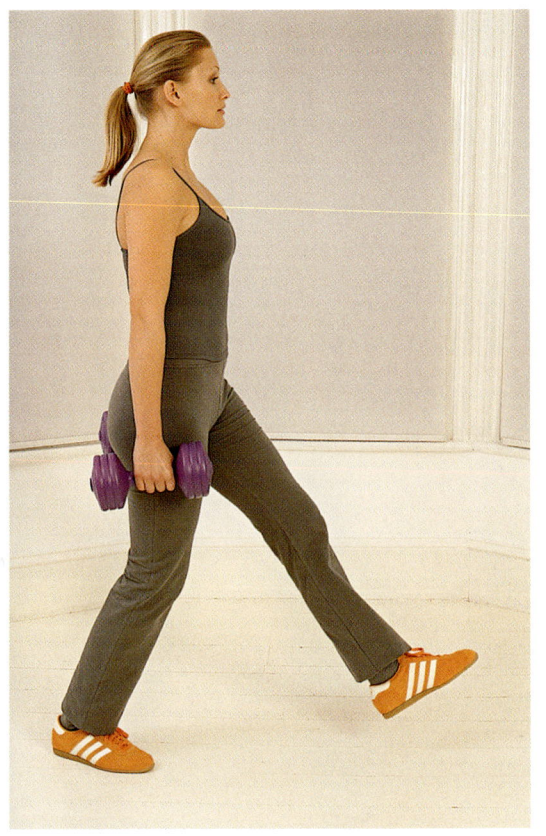
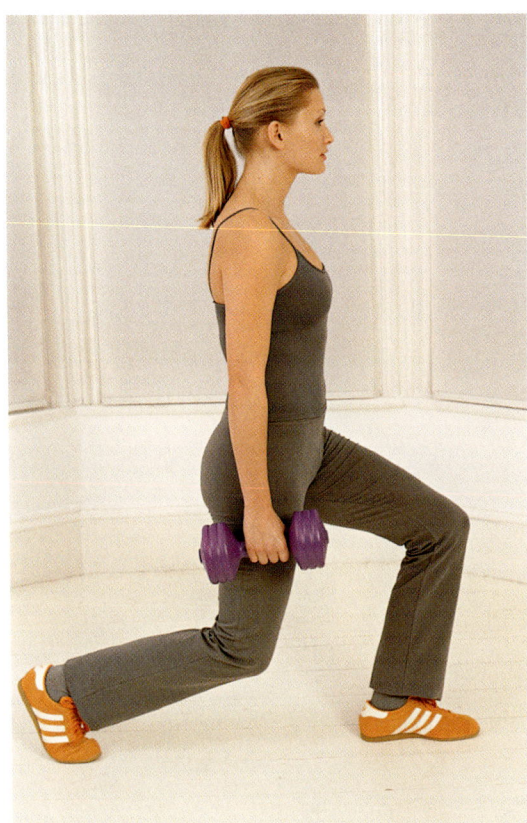

3 **Lunges (Ausfallschritte)**

- Nehmen Sie in jede Hand eine Hantel und halten Sie diese an den Körperseiten.
- Machen Sie mit Ihrem linken Bein einen Schritt nach vorn und gehen Sie dabei ein wenig in die Knie, sodass sich Ihr rechtes Knie zum Boden beugt und Ihr Körper ebenfalls. Achten Sie darauf, dass die Knie nicht weiter nach vorn zeigen als Ihre Knöchel und dass sich Ihr Fuß nicht verdreht.

- Drücken Sie sich mit dem rechten Fuß hoch (das sollten Sie in den Pobacken und Oberschenkeln spüren) und in die Ausgangsposition zurück. Das machen Sie 12 Mal, dann wiederholen Sie die Übung mit dem anderen Bein.

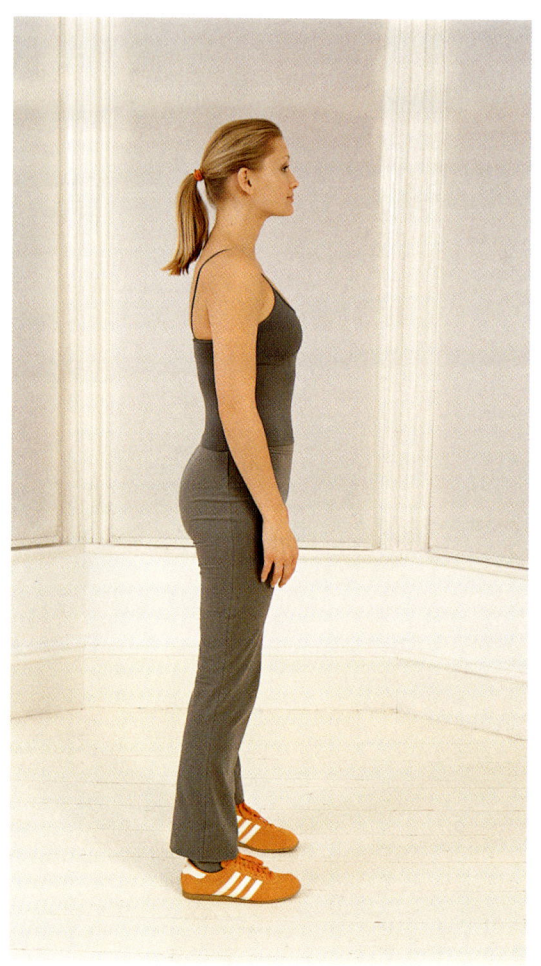 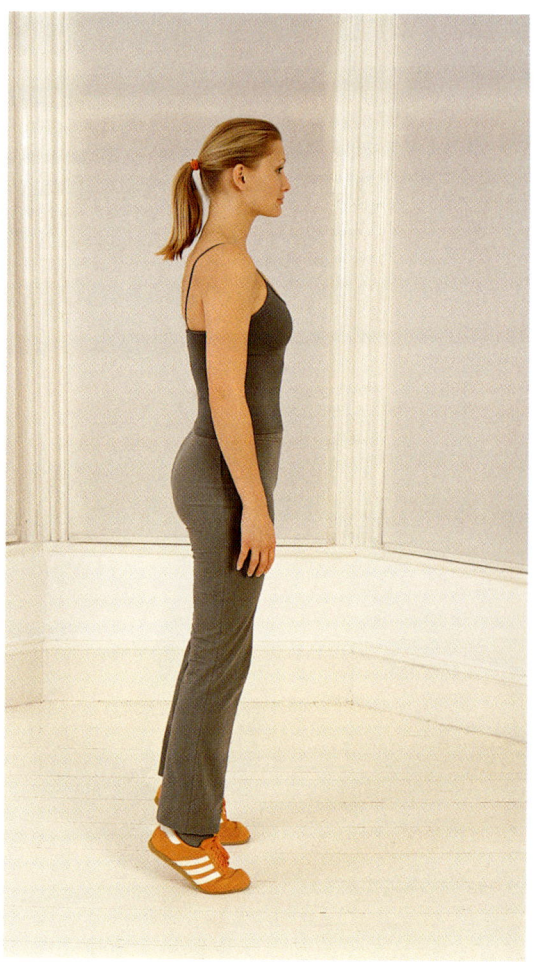

4 Wadentraining

- Stellen Sie sich gerade hin. Ihre Füße sind flach auf dem Boden, ein bisschen nach innen gedreht, und zeigen zueinander.

- Stellen Sie sich auf die Zehen, spannen Sie dabei die Wadenmuskeln an und senken Sie dann langsam die Füße. Wiederholen Sie das 12 Mal, machen Sie eine ganz kurze Pause und dann den ganzen Satz noch 3 Mal.

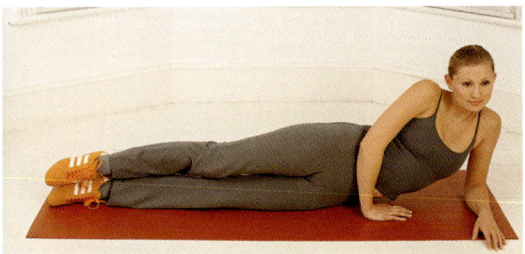

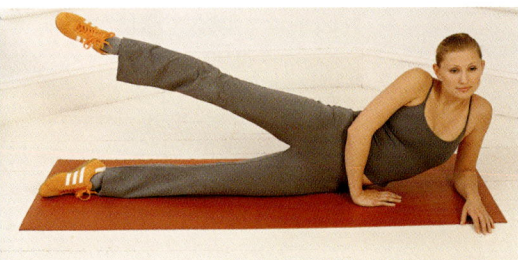

5 **Abduktion**
Heben vom Körper weg

- Legen Sie sich auf die Seite, die Beine gerade ausgestreckt, das eine Bein liegt locker auf dem anderen.
- Heben Sie langsam das obere Bein so weit Sie können nach oben. Am höchsten Punkt fordern Sie den Muskel behutsam, indem Sie ihn langsam noch (das bisschen, das doch noch geht) weiter strecken. Wiederholen Sie die Übung 3 Mal.
- Entspannen. Wechseln Sie die Seite und wiederholen Sie die Übung mit dem anderen Bein auch je 3 Mal.

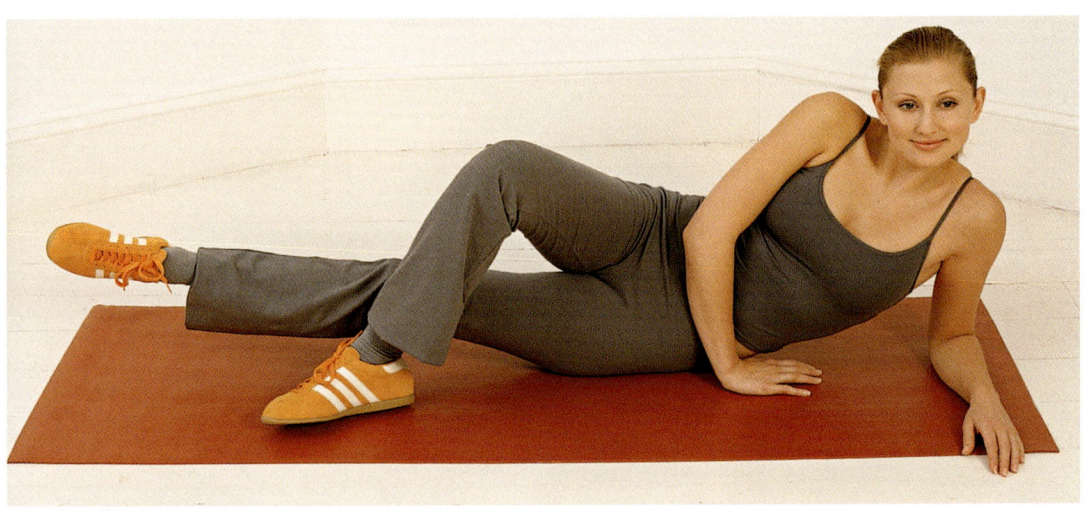

6 **Adduktion**
Heben zum Körper hin

- Legen Sie sich wieder auf die Seite, die Hüfte gerade, die Beine gestreckt. Winkeln Sie das Knie des oben liegenden Beines an und setzen Sie den Fuß vor Ihr unteres Bein, sodass Ihr Fuß im 90°-Winkel vor dem unteren Bein aufsetzt.

- Jetzt heben Sie das untere Bein langsam 5–7,5 cm vom Boden hoch. Senken, dann 20 Mal wiederholen. Ganz kurze Pause, dann den ganzen Satz noch 2 Mal wiederholen.

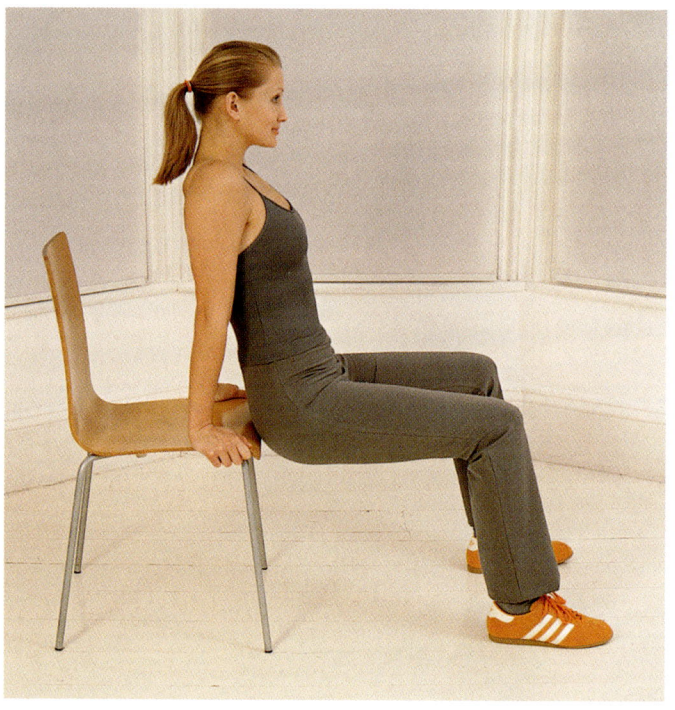

7 Trizeps-Dips

- Setzen Sie sich auf einen stabilen Stuhl, die Hände sind an beiden Seiten der Hüften und ergreifen die Stuhlkanten. Rutschen Sie vom Stuhl nach unten und halten Sie den Oberkörper dabei gerade. Drücken Sie sich mit den Armen wieder nach oben und senken Sie dann wieder Ihren Körper ca. 15 cm nach unten. Halten Sie die Hüften dabei immer in der Nähe des Stuhls. Wiederholen Sie das 12 Mal.
- Wiederholen Sie insgesamt 4 Mal diesen Satz.

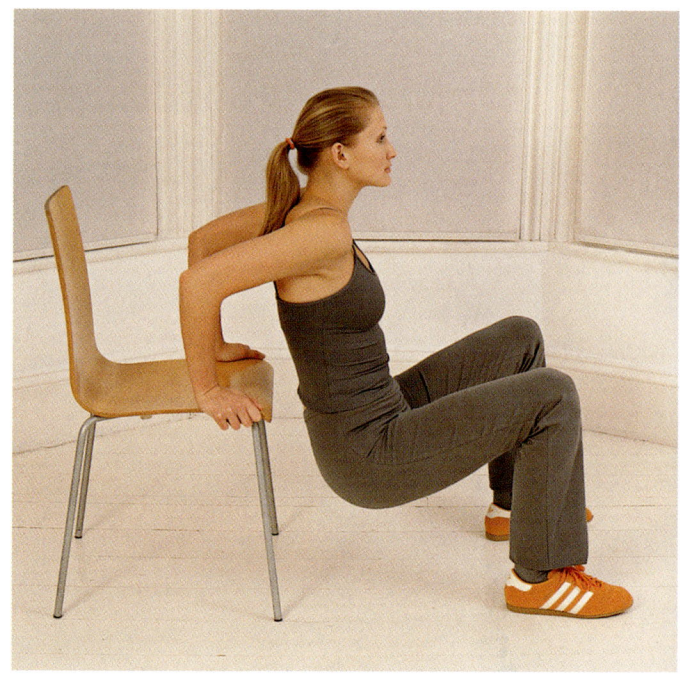

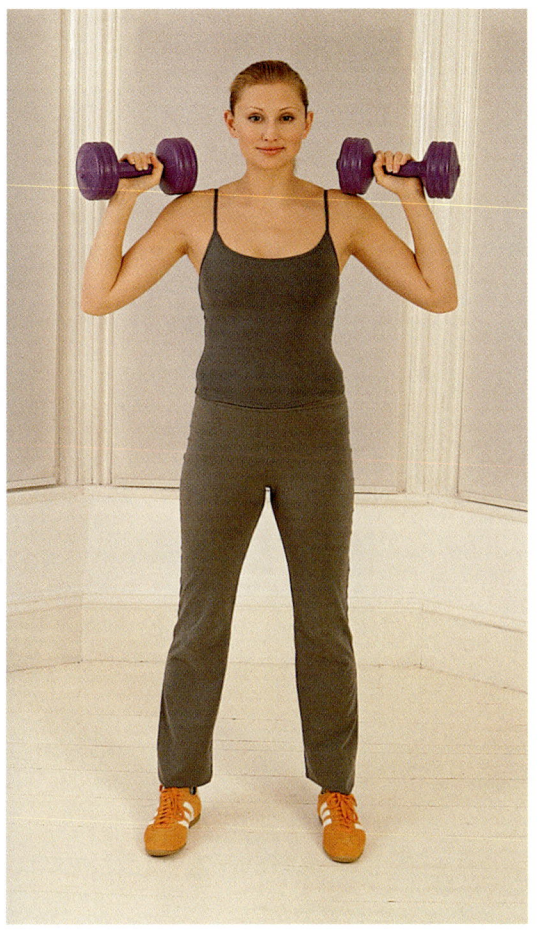
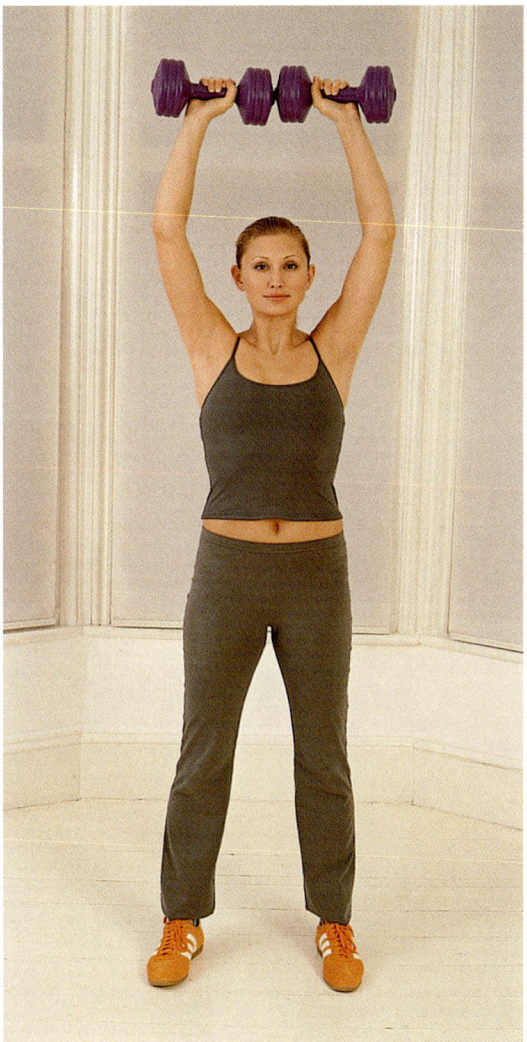

8 Strecken der Schultern

- Stellen Sie sich mit einer Hantel in jeder Hand gerade hin.
- Heben Sie Ihre Hände auf Schulterhöhe, beugen Sie die Arme, sodass die Hände nach oben zeigen, strecken Sie die Arme weiter nach oben, bis Sie die Ellenbogen fast durchdrücken, und führen Sie die beiden Hanteln über Ihrem Kopf zusammen.

- Diese Bewegung sollten Sie auf Ihrem Rücken und in Ihren Schultern spüren. Wiederholen Sie diese Übung 12 Mal, anschließend den ganzen Satz noch 3 Mal.

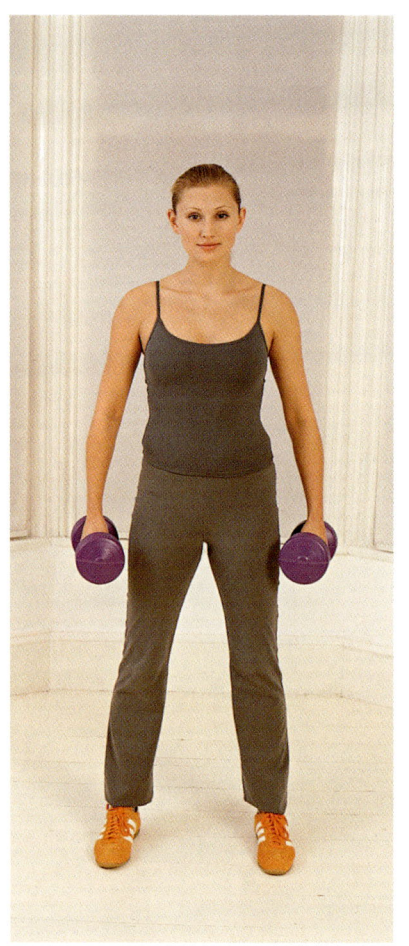
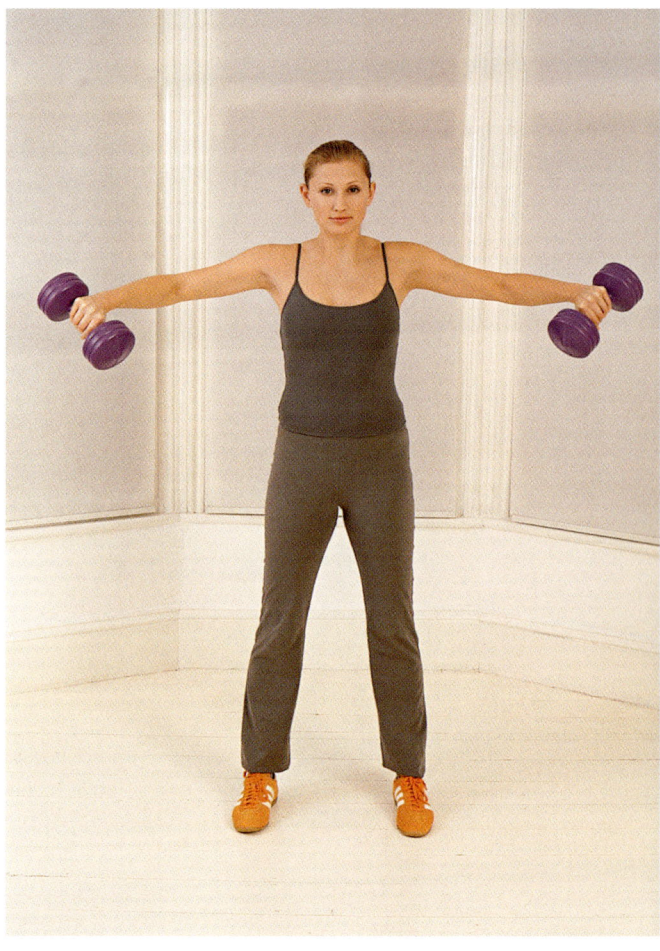

9 **Hantelflug**

- Stellen Sie sich gerade hin, Arme an den Seiten, Ellenbogen leicht angewinkelt, in jeder Hand eine Hantel. Von den Schultern ausgehend, heben Sie die Arme langsam gestreckt hoch, bis Ihre Arme parallel zu den Schultern sind.

- Senken Sie Ihre Arme langsam und wiederholen Sie die Übung 12 Mal. Dann machen Sie den ganzen Satz noch 3 Mal.

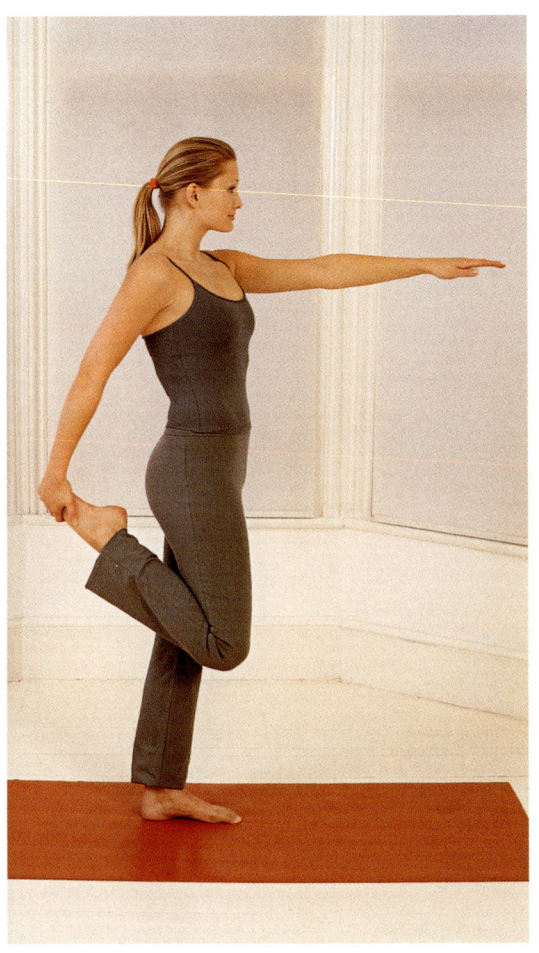

10 Dehnübungen

- Führen Sie die Dehnübungen von Seite 75 durch.

Im Fitnessstudio

Wenn Sie Mitglied in einem Fitnessstudio sind, können Sie dieses Programm auch durch ein Training an den Geräten ersetzen. Führen Sie dann das folgende Zirkeltraining 3–5 Mal in der Woche durch. Bei jeder Übung sollten Sie die Gewichte so einstellen, dass Sie beim Wiederholen das Gefühl haben, die letzte Übung kaum noch ausführen zu können.

Aufwärmen	wie oben
Beinpresse	3 Sätze von 12 Wiederholungen
Beinstrecker	3 Sätze von 12 Wiederholungen
Abduktion	3 Sätze von 12 Wiederholungen
Adduktion	3 Sätze von 12 Wiederholungen
Ausfallschritt	wie oben
Wadentraining	wie oben
Latziehen	3 Sätze von 12 Wiederholungen
Schulterdrücken	3 Sätze von 12 Wiederholungen
Bankdrücken	3 Sätze von 12 Wiederholungen
Dehnen	wie oben

Typ 3: Lymphstärkende Übungen

Dieses zehnminütige Programm ist besonders gut, wenn Flüssigkeitsansammlungen die Ursache der Cellulite sind. Die anderen Übungen helfen auch, aber hier zielen ausgewählte Yogaübungen ganz darauf ab, den Lymphfluss anzuregen, die Lymphe schneller zu reinigen, direkt zu den Hauptausscheidungsstellen, den Armhöhlen und Leisten zu transportieren und einer Überladung mit Giftstoffen vorzubeugen.

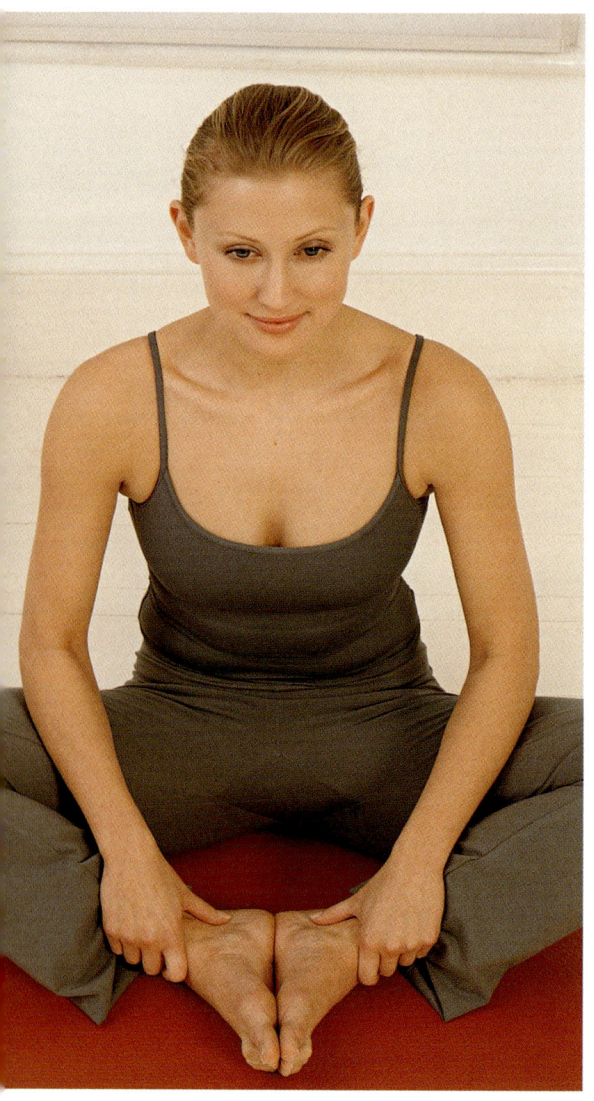

Jeder sollte mindestens 3 Mal in der Woche das lymphstärkende Programm durchführen. Sollte der Flüssigkeitsstau Ihr Problem sein, versuchen Sie, es sogar 5–7 Mal wöchentlich zu machen. Diese 10 Minuten geben ungeheure Energie, deshalb sind diese Übungen genau das Richtige vor dem Frühstück.

1 Yoga, Atmen

Das Programm beginnt damit, die Lungen mit reiner Luft zu füllen und damit Ihrem Körper Energie zu geben für die folgenden Übungen.

- Legen Sie sich mit gestreckten Beinen auf den Rücken und drücken Sie die untere Rückenpartie fest auf den Boden. Ist das zu anstrengend für Sie, beugen Sie stattdessen die Knie.
- Legen Sie Ihre Finger auf den Nabel und atmen Sie ein paar Mal tief ein und aus.
- Wenn Sie das nächste Mal einatmen, füllen Sie Ihre Lungen vom Bauch aus, sodass Ihr Bauch wie ein Ballon aufbläht, dann füllen Sie Ihre Lungen und schließlich die Brust. Versuchen Sie, beim Einatmen bis fünf zu zählen.
- Jetzt atmen Sie aus, zählen dabei bis zehn, lassen zuerst die Luft aus dem Bauch, dann aus der Mitte und schließlich aus der Spitze der Lunge.
- Wiederholen Sie das 5 Mal.

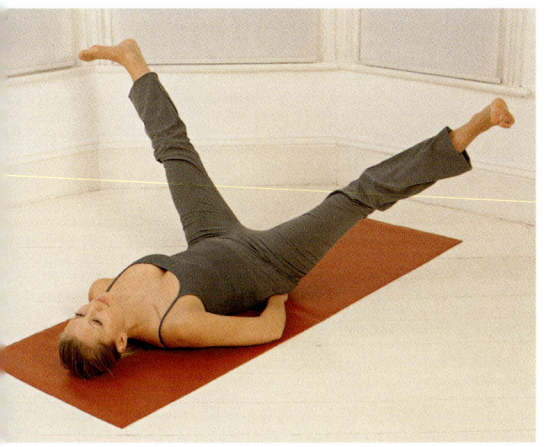
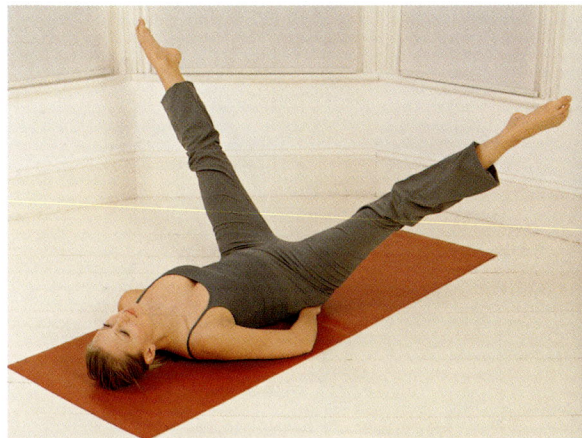

2 Beinvibrationen

Diese Übungen regen den Blutstrom in den Beinen an.

- Legen Sie sich auf den Boden und strecken Sie die Beine in die Luft. Öffnen Sie die Beine und drehen Sie die Knöchel ganz langsam erst 5 Mal nach links, dann nach rechts.
- Strecken Sie die Zehen zur Decke und halten Sie diese Position, bis Sie bis fünf gezählt haben.
- Bringen Sie die Zehen wieder halbwegs in ihre normale Position, halten Sie diese so und zählen Sie bis fünf.
- Ziehen Sie Ihre Zehenspitzen Richtung Schienbein, halten und zählen Sie bis fünf.
- Bringen Sie Ihre Füße wieder in ihre Ausgangsposition, spannen Sie die Beine an und beobachten Sie, wann sie von sich aus anfangen zu vibrieren. Das klingt seltsam, wird aber passieren. Diese sanften Vibrationen regen besonders den Blutstrom zur Leistengegend an. Lassen Sie sich zwei Minuten lang „durchzittern".

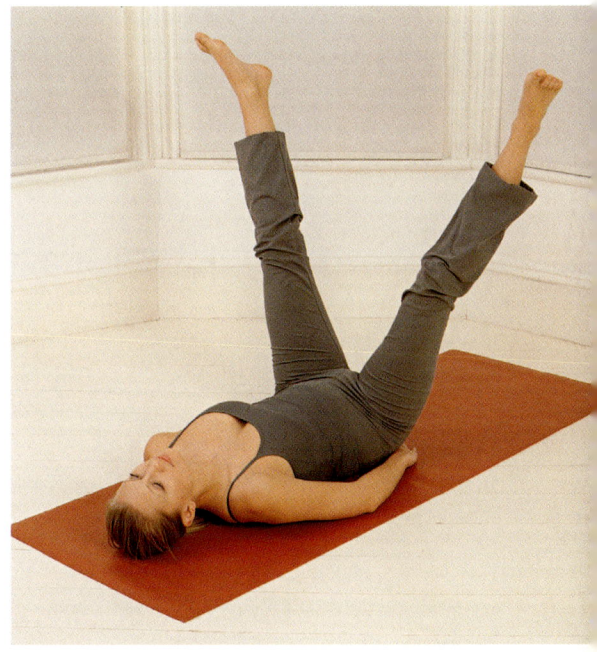

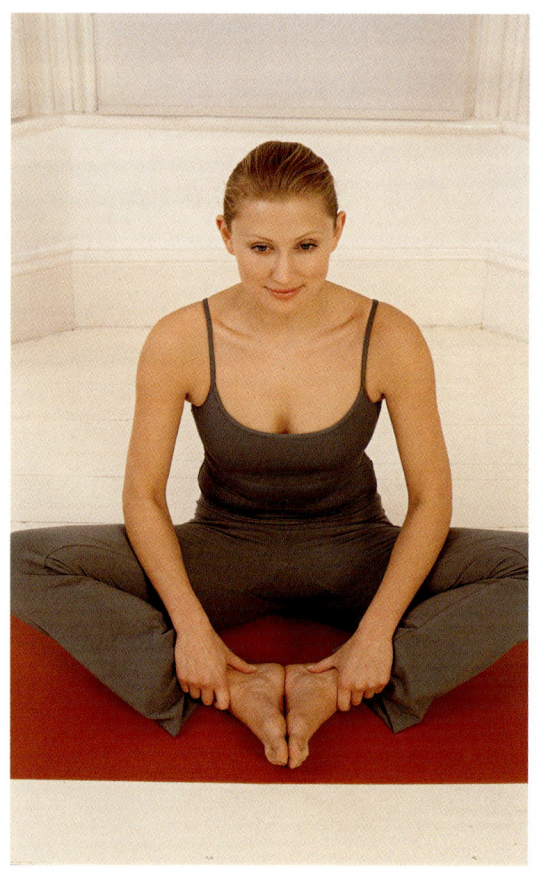
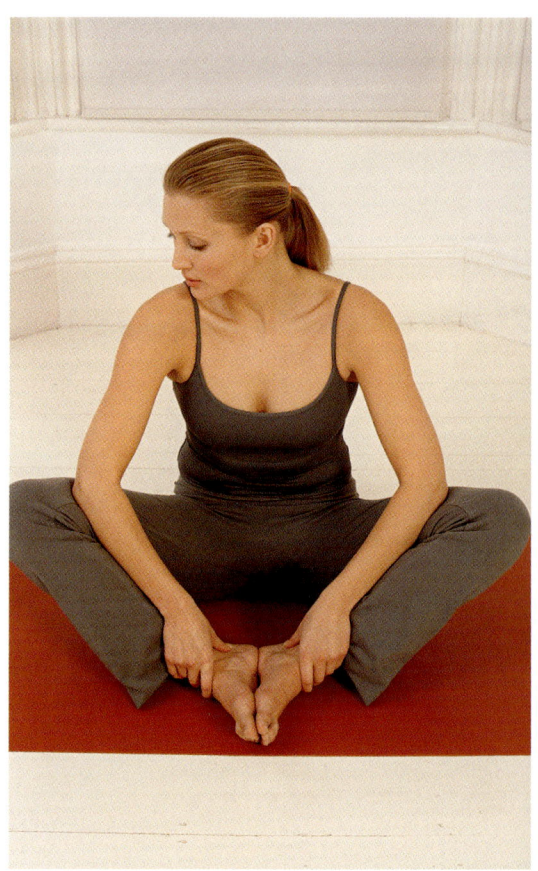

3 **Schmetterling**

Diese Haltung regt den Blutfluss im Hüftbereich an.

- Setzen Sie sich auf den Boden. Die Beine sind angewinkelt aber auseinander, die Fußsohlen berühren sich, der Rücken ist gerade.
- Legen Sie Ihre Hände auf Ihre Knöchel, die Arme an Ihre Seiten.

- Atmen Sie aus, dabei ziehen Sie Ihre Knie nach oben und pressen sie gegen Ihre Arme.
- Atmen Sie ein und drücken Sie die Knie wieder herunter.
- Wiederholen Sie das 10 Mal.

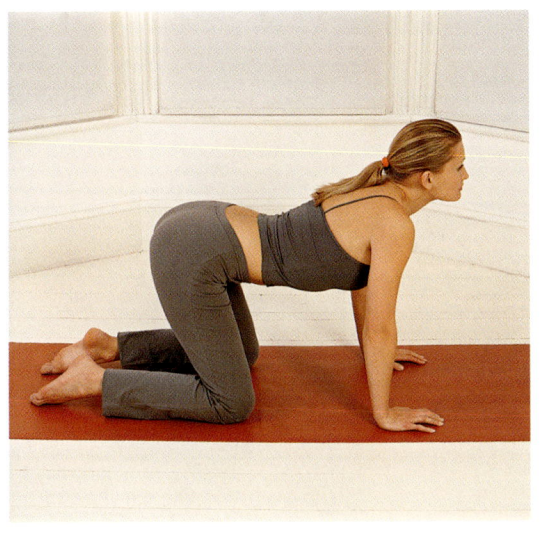

4 Katzenbuckel

Diese Übungen stimulieren die Nieren und den Grimmdarm und helfen dadurch, Giftstoffe aus dem Körper auszuscheiden.

- Knien Sie sich auf alle Viere, die Ellenbogen etwas angewinkelt, der Nacken gerade.
- Atmen Sie tief ein, drücken Sie dabei den Oberkörper gleichzeitig nach unten und ein wenig nach vorne. Beugen Sie Ihren Kopf, als ob Sie unter einem Seil durchschlüpfen wollten, dann drücken Sie ihren Oberkörper in einer fließenden Bewegung wieder hoch und strecken dabei die Arme.
- Atmen Sie aus, machen Sie dabei den Rücken rund, sodass Ihr Kopf zwischen Ihre Hände rutscht. Halten Sie Ihren Bauch und Po gespannt.
- Wiederholen Sie diese Sequenz 4 Mal.

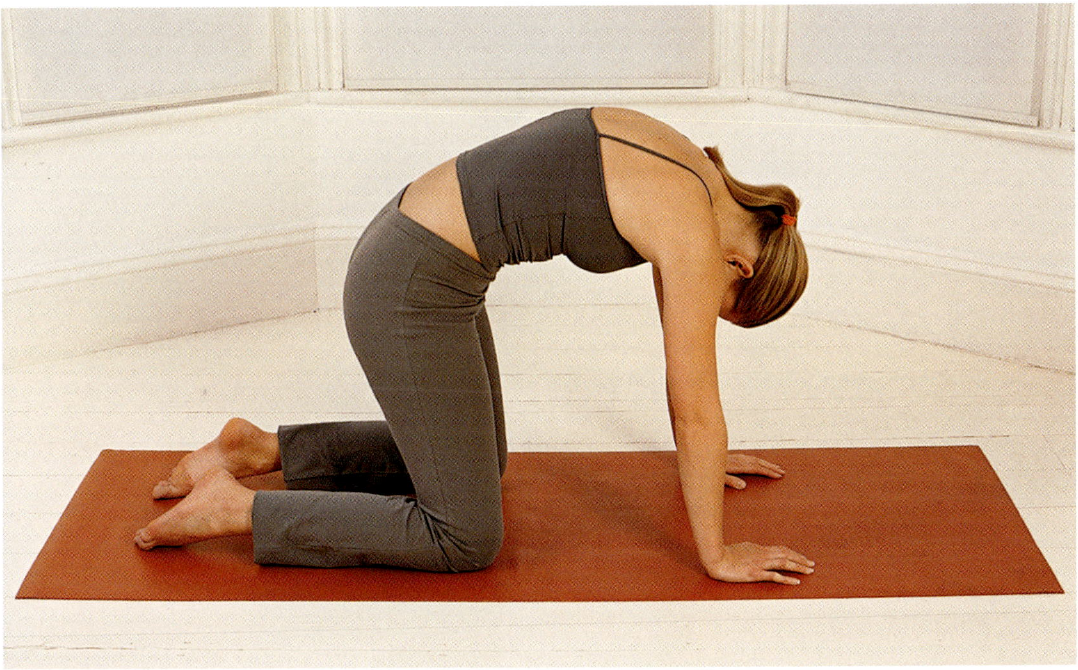

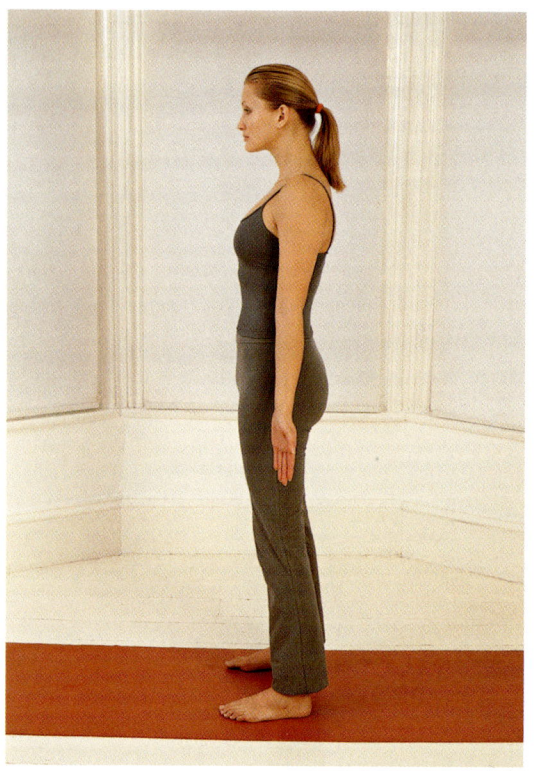

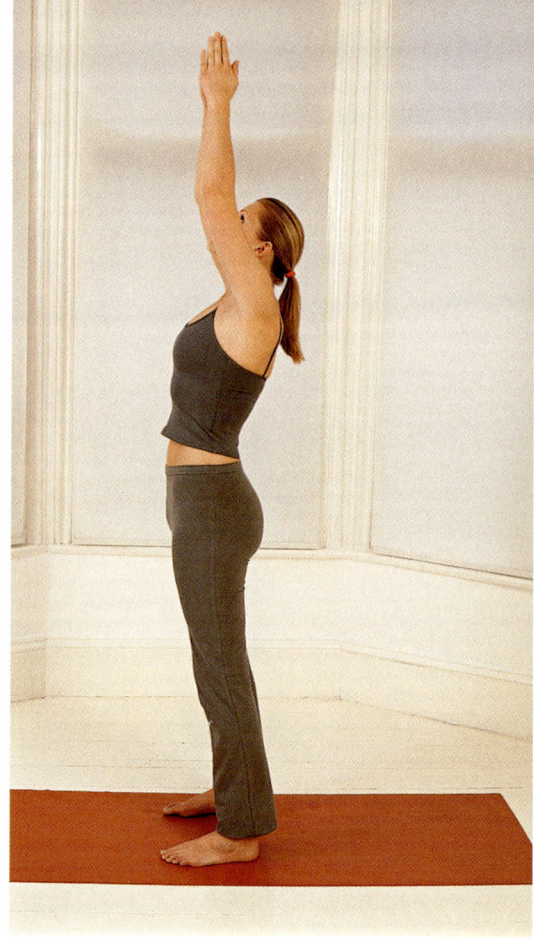

5 Wolkenkratzer

Dies regt die Lymphe im ganzen oberen Körperbereich an.

- Stellen Sie sich gerade hin, Füße fast zusammen, ziehen Sie Ihren Po und Bauch ein und halten Sie die Spannung. Die Handinnenflächen liegen dabei an Ihren Seiten.
- Atmen Sie tief ein und drehen Sie dabei die Hände nach außen. Heben Sie die Arme langsam erst auf Schulterhöhe, dann über den Kopf.

- Drücken Sie Ihre Handflächen zusammen. Die Zeigefinger zeigen so weit nach oben, dass Sie ihren ganzen Körper strecken, 5 Sekunden halten.
- Atmen Sie aus und gehen Sie zurück in die Ausgangsposition, 5 Mal wiederholen.

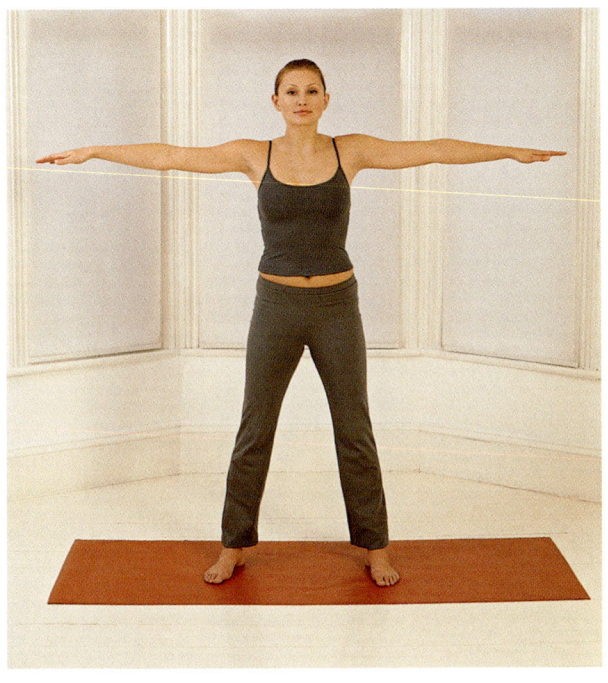

6 Angelhaken

Das stimuliert den Blutfluss und die Lymphe in den Achseln, einen Hauptausscheidungspunkt Ihres Körpers.

- Stellen Sie sich aufrecht hin, die Beine hüftweit auseinander, die Füße zeigen nach vorn.
- Atmen Sie ein, strecken Sie dabei Ihre Arme aus und heben Sie diese auf Schulterhöhe.
- Atmen Sie langsam aus und lassen Sie dabei den rechten Arm zur Seite fallen.
- Atmen Sie ein und heben Sie Ihren linken Arm gestreckt über den Kopf (nah am Ohr). Drehen Sie ihn, sodass Ihre Handinnenfläche nach oben zeigt. Halten Sie Ihre Hüften gerade, wenn Sie diese sanft zur Seite beugen.
- Halten Sie das für 5–10 Sekunden, atmen Sie langsam aus und gehen Sie dann in die Ausgangsposition zurück.
- Wiederholen Sie die Übung zur anderen Seite hin.

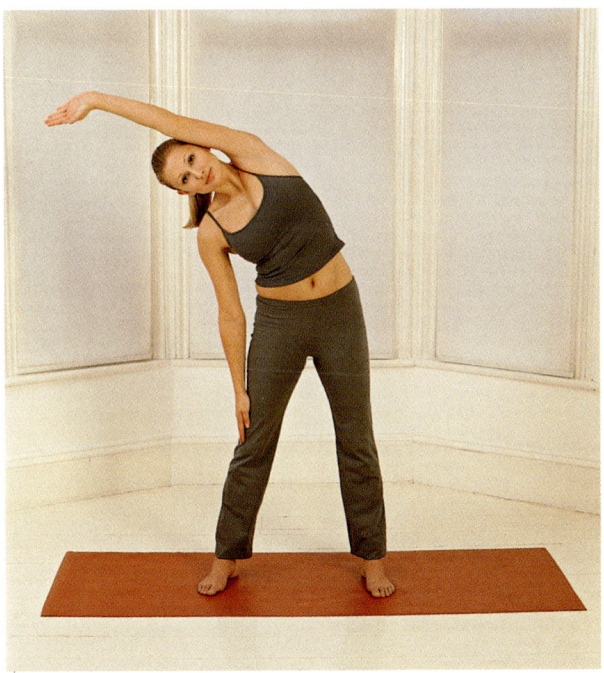

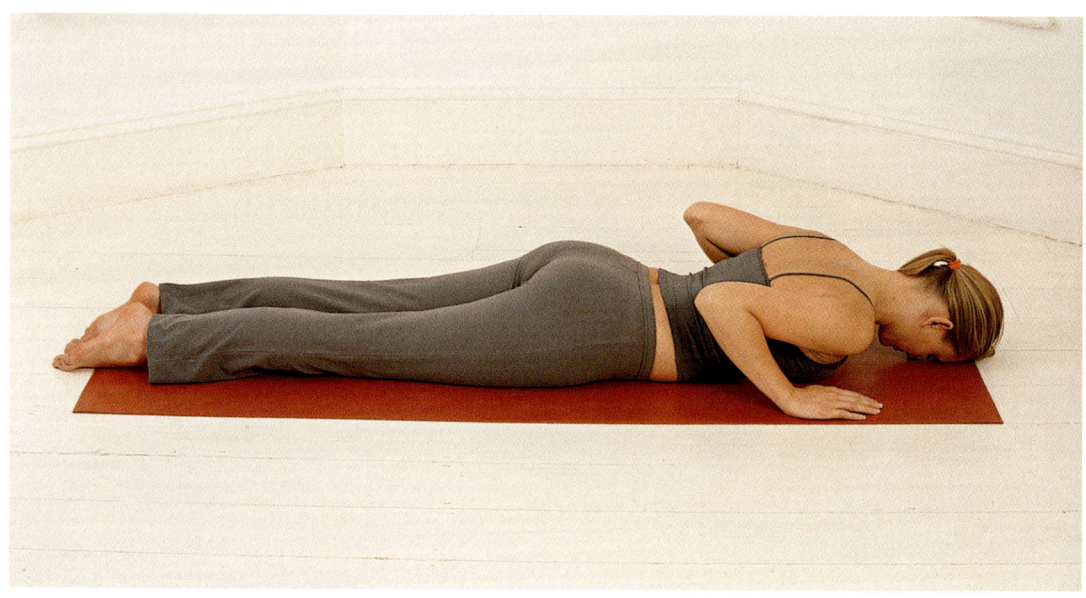

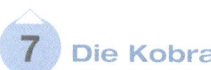 **Die Kobra**

Die letzte Übung ist die absolute Entgiftungsbewegung und zielt darauf ab, jedes Gift schon unverarbeitet zu den Nieren, der Leber und dem Darm zu bringen.

- Legen Sie sich auf den Bauch, den Kopf auf den Boden, die Hände unter die Schultern. Ihre Hacken sollten zusammen sein und Ihre Pobacken zusammengepresst.
- Atmen Sie aus und rollen Sie dabei Ihren Kopf sanft vom Boden ab.
- Atmen Sie ein und heben Sie dabei erst den Kopf, dann die Schultern, danach die Brust vom Boden. Wer sich noch weiter dehnen kann und möchte, streckt seine Arme aus und hebt sie ebenfalls hoch, ansonsten bleiben sie gebeugt.

- Atmen Sie aus und senken Sie dabei alle angehobenen Körperteile wieder. In der Ausgangsposition angekommen, schieben Sie Ihren Po nach hinten, sodass Sie das Dehnen Ihres Rückens spüren, und drücken sich hoch, bis Sie auf den Fersen sitzen. Ruhen Sie sich in dieser Position kurz aus.
- Wiederholen Sie das 3 Mal. Beim letzten Mal entspannen Sie sich ein wenig länger und erheben sich dann langsam, bis Sie aufrecht stehen. Ihr Kopf bleibt gebeugt und wird erst dann hochgenommen, wenn Sie ganz aufrecht stehen.
- Atmen Sie zum Abschluss noch einmal wie ganz zu Beginn (s. S. 88).

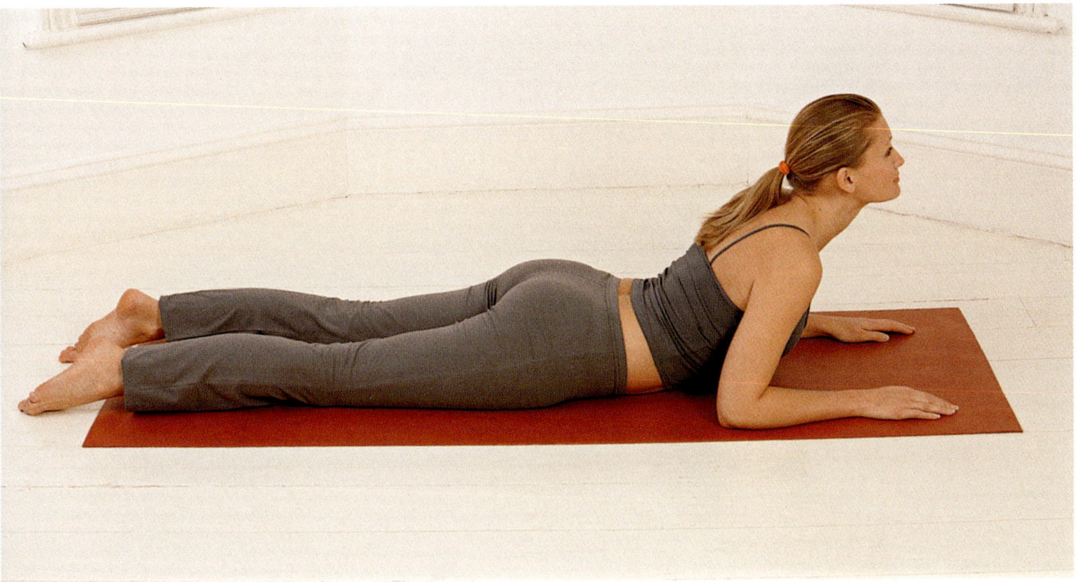

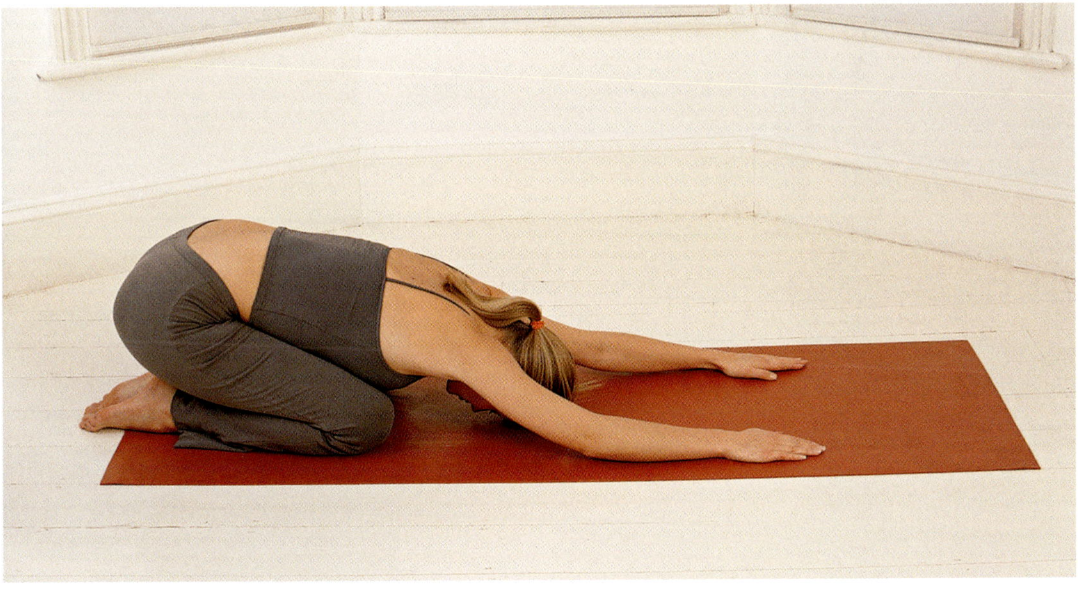

Typ 4: Haltungsübungen

Wie eine Kurve auf gerader Strecke Ihre Bewegung verlangsamt, sorgt eine schlechte Haltung dafür, dass die Lymphe oder andere Flüssigkeiten, die sonst gut fließen, langsamer werden. Die Lymphe staut sich in den Rückenmuskeln und im Gewebe der umgebenden Bereiche, wodurch der Lymphfluss im ganzen Körper vermindert wird.

Durch eine schlechte Haltung reduziert sich auch die Wirksamkeit der Atmung, d. h. die Durchblutung und damit auch der Abbau natürlicher Gifte wie Kohlendioxid verschlechtern sich, was einen Druck auf das Lymphsystem erzeugt. Wenn Sie

irgendeines der gerade genannten Probleme haben, helfen Ihnen die folgenden Übungen zu einer aufrechten Haltung, die Spannung wird ge-löst und die Muskeln, die den Rücken unterstützen, werden gestärkt.

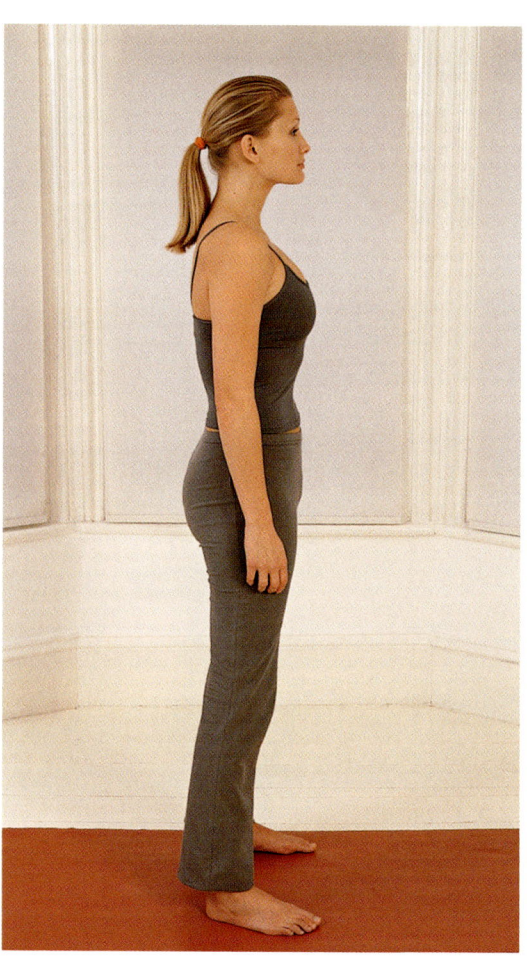

1 Richtig stehen

- Am einfachsten finden Sie heraus, ob Sie richtig stehen, wenn Sie Ihren Oberkörper gerade ziehen und Ihre Bauchmuskeln anspannen, dadurch richtet sich alles andere.
- Stellen Sie sich gerade hin und konzentrieren Sie sich darauf, Ihren Körper zu strecken und nach oben zu ziehen. Sie beginnen am Hals, ziehen durch den Brustkorb, zu Ihrer Taille und Hüfte. Stellen Sie sich vor, jemand packt Sie am Nacken und zieht Sie hoch, sodass sich die Lücke zwischen Ihren Ohren und Schultern weitet, jeder Wirbel von dem benachbarten weggezogen wird, sich Ihre Knie und Knöchel verlängern und auseinandergezogen werden.
- Wenn Sie das gemacht haben, ziehen Sie Ihre Bauchmuskeln nach innen zum Nabel hin; Sie halten dabei weder den Atem an noch quetschen Sie Ihren Bauch ein. Stattdessen ziehen Sie das Gebiet um den Bauchnabel herum ein, als ob Sie den Nabel zum Rücken ziehen wollten. Das unterstützt Ihren Rücken. Das ist am Anfang vielleicht etwas schwer, aber machen Sie weiter. Kleben Sie sich rote Klebepunkte an den Computer oder an andere Stellen, die Sie immer wieder daran erinnern, sich richtig hinzustellen, bis es ganz natürlich für Sie wird.

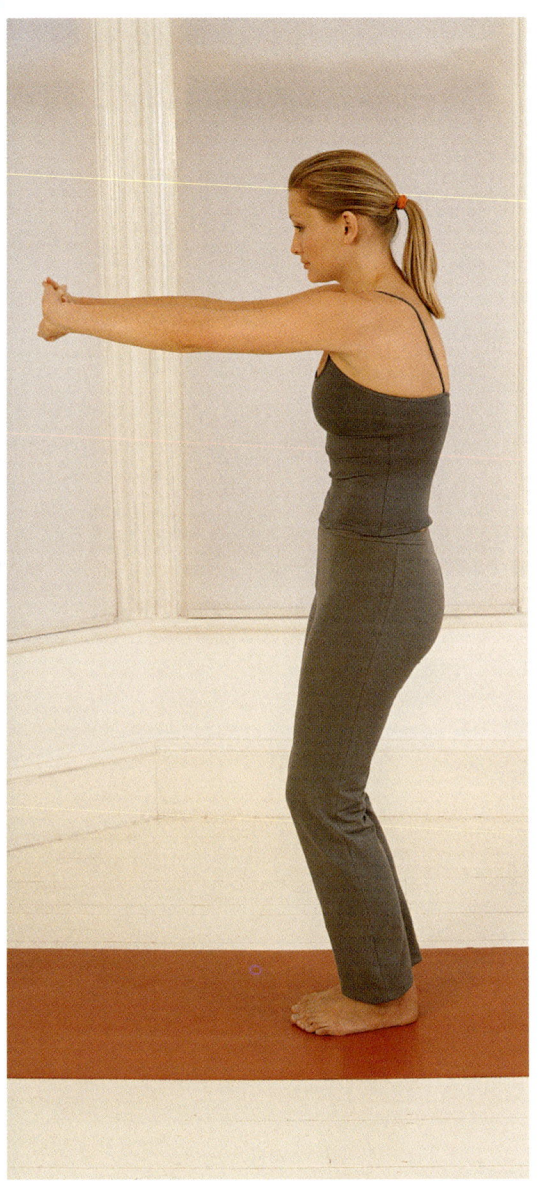

2 Spannungen lösen

Eine schlechte Haltung kann verschlimmert werden, wenn man den Körper über mehrere Stunden am Tag in der gleichen Position hält. Wenn Sie z. B. stundenlang am Computer arbeiten, machen Sie alle paar Stunden die folgenden Übungen.

- Setzen Sie sich gerade hin, ziehen Sie Ihre Schultern bis zu den Ohren hoch und spannen Sie dabei alle Muskeln an. Beim Senken lockern Sie sie wieder, 4–5 Mal wiederholen.
- Falten Sie die Hände, drehen Sie die Handinnenflächen nach außen und strecken Sie dann die Arme weit von und vor sich. Drücken Sie noch ein bisschen nach, bis Sie das Ziehen in den Schultern spüren, 10 Sekunden halten.
- Halten Sie die Finger verschlungen, drücken Sie Ihre Arme über den Kopf und strecken Sie Ihren Oberkörper nach oben, 10 Sekunden halten.
- Zum Schluss ziehen Sie Ihren Kopf sanft erst seitlich zur einen Schulter, sodass Sie ein Ziehen Ihres Halses spüren. 10 Sekunden halten, den Kopf langsam zur Mitte zurückführen, dann behutsam zur anderen Seite dehnen, halten und entspannen.

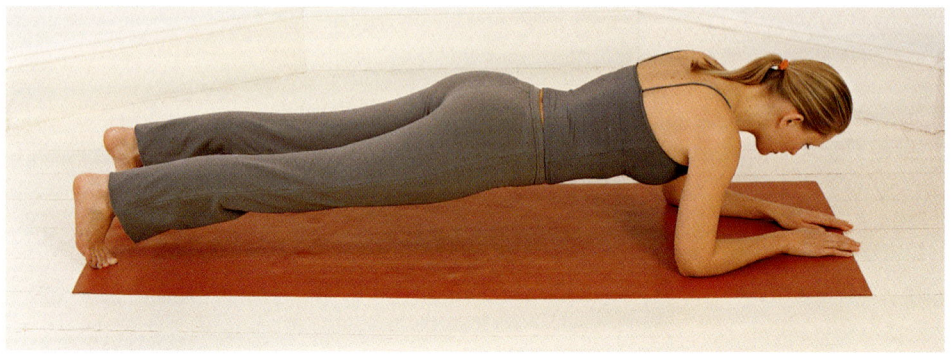

3 Rückenmuskeln stärken

Die Muskeln im Wirbelsäulenbereich stabilisieren den Rücken und verbessern die Haltung. Diese Übungen helfen, Ihrem Körper einen gesunden und kräftigen Halt zu geben. Während der sechs Wochen machen Sie das jeden zweiten Tag, vielleicht am Ende der Muskeltonus-Übungen.

• Gehen Sie in die Liegestützposition, die Ellenbogen sind schulterweit auseinander und bilden einen rechten Winkel, die Nase zeigt auf die Stelle zwischen den Händen. Stützen Sie sich auf Ihre Ellenbogen, die Handinnenflächen liegen flach auf dem Boden. Achten Sie darauf, dass Ihr Rücken flach und der Kopf nicht nach hinten gedrückt ist. Jetzt ziehen Sie Ihren Bauch ein (nicht durch Atmen, sondern durch Muskelanspannung), um eine kerzengerade Linie mit Ihrem Körper zu schaffen. Achtung: Den Rücken nicht durchdrücken! Bis zu 5 Mal wiederholen.

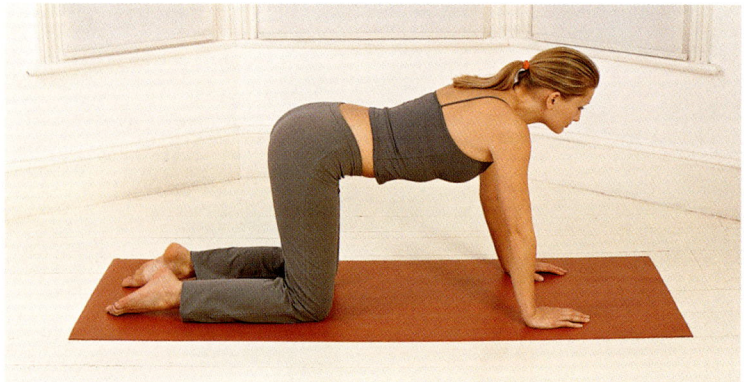

4 Heben

• Gehen Sie in den Vierfüßlerstand, heben Sie den rechten Arm und Ihr linkes Bein und bleiben Sie so 30 Sekunden lang. Ihre Rückenmuskeln – und nicht rudernde

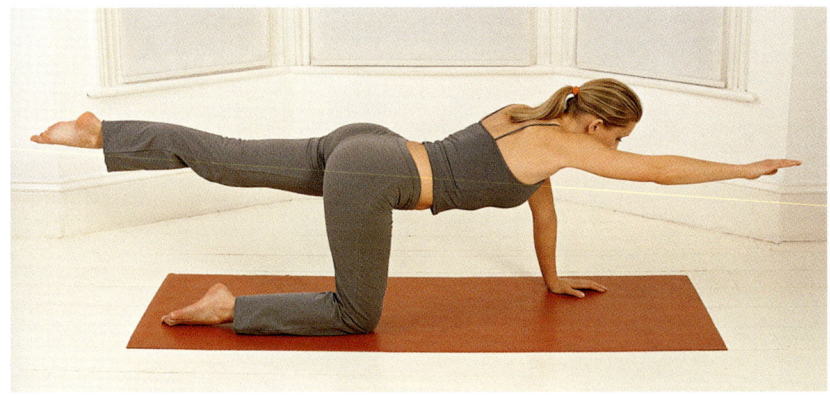

Arme oder Beine – sollten dafür sorgen, dass Sie stabil stehen. Halten Sie diese Position 15 Sekunden lang, dann gehen Sie in die Ausgangsposition zurück. 5 Mal wiederholen. Wechseln Sie danach zum linken Arm und rechten Bein.

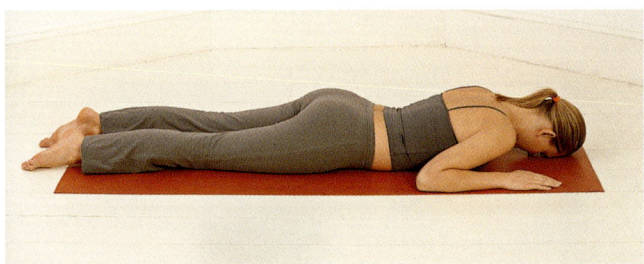

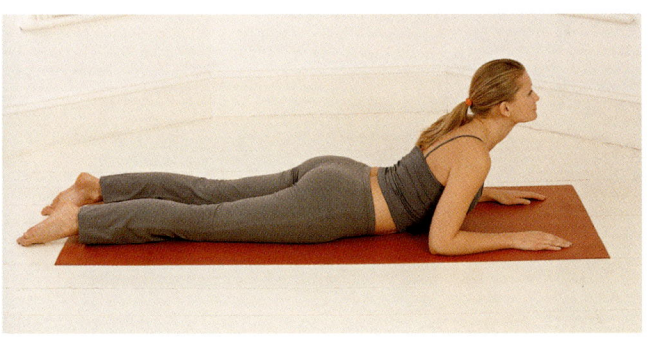

5 Biegen der unteren Rückenpartie

- Legen Sie sich auf den Bauch, die Arme sind so angewinkelt an Ihren Seiten, dass die Fingerspitzen ein wenig über die Ohren hinwegreichen. Drücken Sie Ihren Oberkörper von der Taille an langsam und behutsam nach oben, bis Sie voll auf Ihren Unterarmen ruhen, 2–3 Sekunden halten, dann langsam wieder absenken. 10 Mal wiederholen.

Motivationstipps

Leider sind in dem ganzen Programm ziemlich viele Bewegungsübungen, die jemand, der Sport überhaupt nicht mag, ziemlich schwierig findet. Wenn es Ihnen schwerfällt anzufangen oder wenn Sie angefangen haben, aber ziemlich schnell die Lust daran verlieren, braucht Ihre Motivation einen Kickstarter. Hier kommt er!

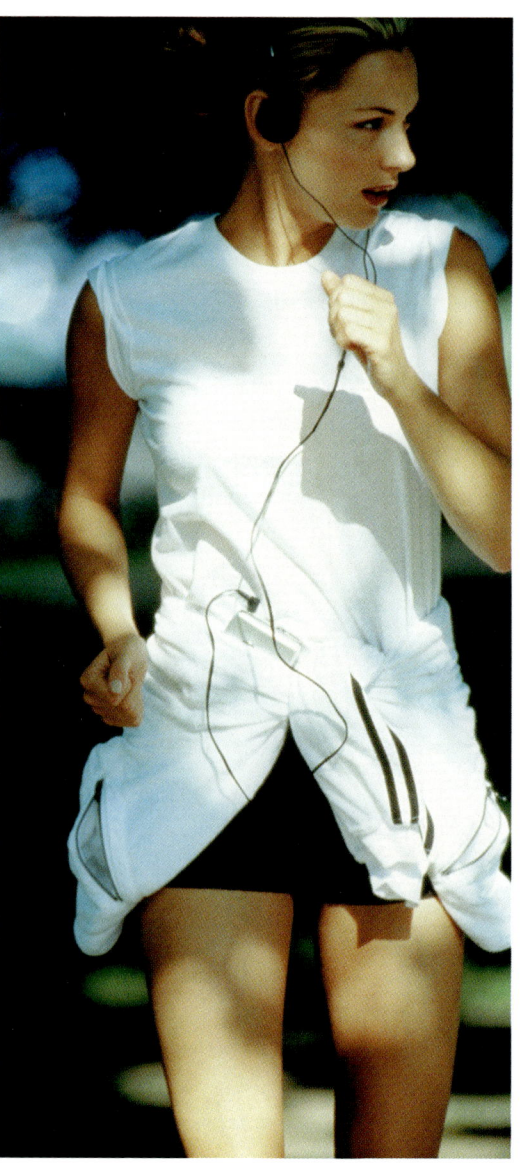

Fixieren Sie sich nicht auf Gewichtsabnahme oder eine sichtbare Veränderung Ihrer Cellulite.

Natürlich sind das die Hauptziele, aber wenn Sie sich darauf versteifen, bremst das Ihre Motivation für Sport, weil Veränderungen nur langsam, aber beharrlich geschehen. Setzen Sie sich lieber ganz persönliche Ziele: Versuchen Sie z. B. jedes Mal, mehr Sprünge in der Minute zu machen oder in 20 Minuten ein wenig weiter zu laufen als die Woche zuvor. Wenn Sie sich jedes Mal, wenn Sie Sport treiben, ein für Sie realistisches Ziel setzen, das Sie dann noch übertrumpfen können, werden Sie sich mehr anstrengen und dementsprechend größere Befriedigung erleben, als wenn Sie das Programm einfach lustlos durchziehen. Wer nicht gegen sich selbst kämpfen will, setzt sich Spaßziele: Beim nächsten Mal auf dem Stepper oder beim Hoch- und Runterlaufen der Treppen gehen Sie (auf eine Woche verteilt) in Gedanken alle 1860 Stufen des Empire State Buildings hoch.

Machen Sie die gleichen Übungen nie mehr als drei Mal hintereinander

Abwechslung ist das Geheimnis, um Sie in jeder Lebenssituation vor Langeweile zu bewahren. Sport bildet da keine Ausnahme. Alle paar Übungseinheiten verändern Sie etwas in Ihrer Routine: Verändern Sie die Reihenfolge, probieren Sie eine neue Sportart aus oder machen Sie das, was Sie sonst tun, einfach etwas schneller oder intensiver. Das beschäftigt nicht nur Ihr Gehirn, es regt auch Ihre Muskeln an und verbessert so die Ergebnisse.

Nutzen Sie Motivationshilfen von außen

Studien haben gezeigt, dass Menschen, die sich zum Rhythmus einer Musik bewegen, 25 % länger dabeibleiben als ohne diese Motivation. Auch wer sich vor dem laufenden Fernseher bewegt, bleibt länger bei den Übungen. Forschungen haben auch ergeben, dass Radfahrern, die vor dem Start an Zitronendüften geschnuppert haben, ihr Training viel leichter fiel, als es tatsächlich war, und sie es sogar mehr genossen. Suchen Sie sich also etwas, das Sie beim Sporttreiben am Ball hält.

Treiben Sie mit einer Freundin Sport

Forscher der Indiana University fanden heraus, dass Frauen, die mit einer Freundin trainierten, 7 Mal weniger aufgaben und weitertrainierten als die „einsamen Kämpfer". Verabreden Sie sich nie mit Ihrer Partnerin im Fitnessstudio oder Schwimmbad – Sie werden eher hingehen, wenn Sie sich vorstellen, dass sie einsam an der Straßenecke auf Sie wartet.

Probieren Sie die 10-Minuten-Regel aus

Wenn Sie meinen, Sie wären nicht in der Stimmung für Sport, sagen Sie sich „Ich mache 10 Minuten und dann schaue ich mal, wie ich mich fühle!".

Wenn Sie danach immer noch in derselben Laune sind, hören Sie einfach auf.

Wenn es Ihnen nach dieser Zeit aber gut geht, machen Sie weiter. In 9 von 10 Fällen trainieren Sie weiter. Der Tag, an dem Sie tatsächlich aufhören, wird der Tag sein, an dem Sie wirklich eine Pause brauchen. Dann zwingen Sie sich auch nicht.

Jeder Sportler braucht auch seinen Ruhetag – aber versuchen Sie, nicht länger als 72 Stunden mit dem Training auszusetzen. Die Endorphine (Glückshormone), die durch Sport ausgelöst werden, bleiben nur 72 Stunden im Körper und sorgen in dieser Zeit dafür, dass Sie sich schon auf das nächste Training freuen. Wenn Sie länger warten, müssen Sie oft ganz von vorne anfangen und Sie haben eher das Gefühl, aufgeben zu wollen.

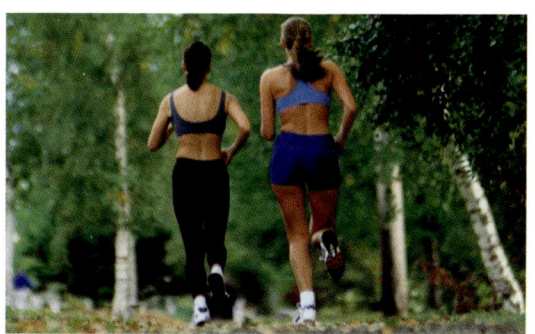

Was ist wann zu tun?

Hier sehen Sie auf einem Blick, welche Art von Übungen Sie wann machen sollten.

Übungsart	Wenn Sie Fett verbrennen wollen	Wenn Sie kein Fett verbrennen wollen
Aerobic	3–5 Mal in der Woche mit dem Ziel, 1500 (6300) Kalorien zu verbrennen	3 Mal in der Woche 20 Minuten
Muskeltonus	3–5 Mal in der Woche für 20 Minuten oder jeden 2. Tag	3–5 Mal in der Woche für 20 Minuten oder jeden 2. Tag
Lymphstärkung	3–7 Mal in der Woche	3–7 Mal in der Woche
Haltungsverbesserung	3–5 Mal in der Woche	3–5 Mal in der Woche

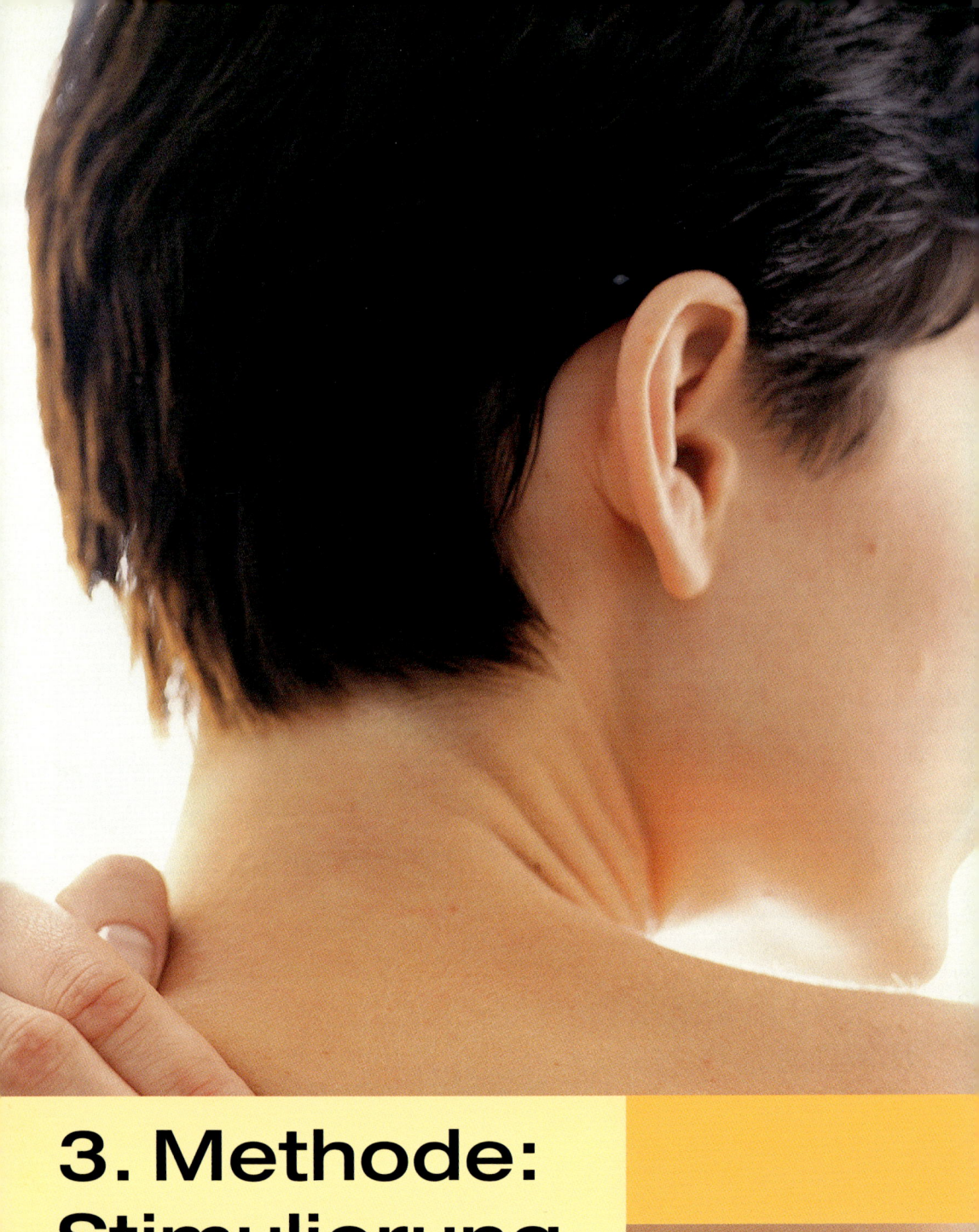

3. Methode: Stimulierung

Wir wissen ja schon, dass schlechte Durchblutung und träger Lymphfluss Hauptgründe für die Bildung von Cellulite sind. Wenn schlechte Durchblutung dem Körper Sauerstoff raubt, dann schaffen Fibroblastzellen, die eigentlich das beschädigte Kollagen reparieren, stattdessen sehr dicke Fasern, welche die Fettspeicher schneller ausbeulen. Ein träges Lymphsystem erhöht außerdem die Wasserspeicherung und fügt den dicken Kollagenfasern noch eigene Fasern hinzu.

Bei der Bekämpfung von Cellulite ist es deshalb unbedingt notwendig, Lymphe und Durchblutung zu stärken. Wenn Sie die Tipps in diesem Kapitel befolgen, dann tun Sie genau das und sorgen außerdem dafür, dass die Diät-Methode noch mehr Erfolg hat und Pfunde nicht nur am Oberkörper, sondern auch von Ihren Hüften und Oberschenkeln verschwinden. Denn genau das passiert, wenn der Körper nicht genug Zucker im Blut oder in den Muskeln hat und in Energie umwandeln kann: Er geht dann an die Fettreserven, und die Lager, die er zuerst erreicht, sind die mit der besten Durchblutung. Wenn Sie also die Durchblutung und den Blutfluss in Ihren Hüften und Oberschenkeln anregen, erhöhen Sie die Chance, dass das Fett genau von dort genommen wird.

Man kann auf viele verschiedene Arten diese Aktivierung erreichen. Die Stimulierungs-Methode beschäftigt sich mit Bürstenmassagen, Massagen, Hitze- und Wasseranwendungen. Diese Behandlungen stützen sich auf wissenschaftliche Ergebnisse und werden hauptsächlich in Kuren und Schönheitszentren bei Patientinnen mit Cellulite angewandt. Chinesische Forscher haben bewiesen, dass sich während der Massage Lücken zwischen den Zellen öffnen und dadurch der Lymphfluss beschleunigt wird. Forscher, die Kuren und deren Wirkung untersuchen, fanden heraus, dass diese nicht nur die Durchblutung stärken, sondern auch beim Abnehmen helfen können. Trotz ihres professionellen Rufs sind diese Techniken sicher und einfach zu Hause auszuführen – man braucht nur zehn Minuten am Tag, um Ergebnisse zu erzielen.

Inhalt

Bürstenmassage

Zur Behandlung von Cellulite werden meistens Bürstenmassagen verschrieben. Diese einfachen Anwendungen stärken durch sanfte Aufwärtsbewegungen Durchblutung und Lymphfluss.

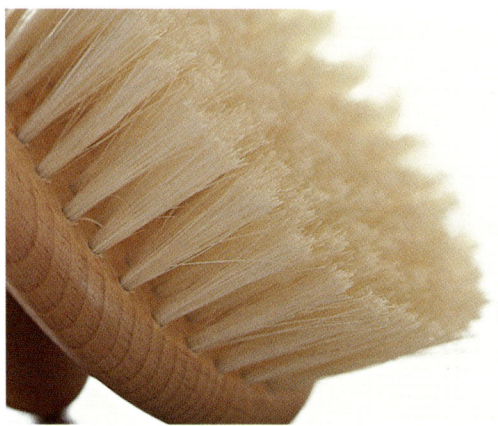

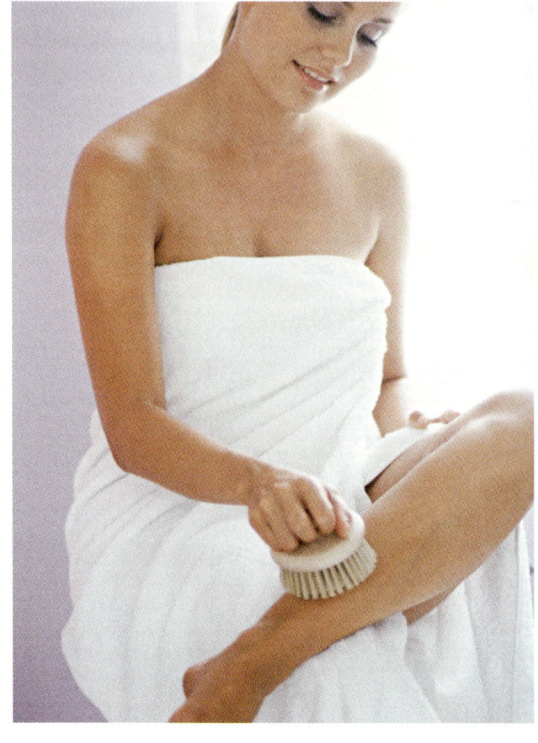

Die beste Zeit für eine Bürstenmassage ist morgens vor dem Bad oder der Dusche (wenn die Haut trocken ist). Sie verstärkt nicht nur die Durchblutung, sondern entfernt auch die toten Zellen, die zu trockener Haut werden und die Cellulite stärker sichtbar machen.

Vielleicht sind Sie versucht, sich nur auf die Cellulitegebiete zu begrenzen, aber wenn Sie den ganzen Körper bürsten, wird die Durchblutung überall verbessert und damit auch die der Hauptlymphgebiete unter den Armen und im Hals.

Wählen Sie eine Bürste mit mittelharten Naturborsten, weil Synthetikbürsten oder allzu harte Borsten Ihre Haut aufkratzen können. Der Bürstenkopf sollte die Größe Ihrer Hand und einen kurzen oder mittelgroßen Griff haben, damit Sie auch schwer zu erreichende Stellen bürsten können. Waschen Sie die Bürste einmal in der Woche durch und hängen Sie diese zum Trocknen auf, weil sich auf schmutzigen und feuchten Bürsten leicht Schimmel bilden und Ihre Haut beim Bürsten entzünden kann.

1 Füße und Unterschenkel

- Beginnen Sie, mit der Bürste mehrmals die ganze Sohle Ihres linken Fußes mit festen, rhythmischen Strichen zu bürsten.
- Als Nächstes bürsten Sie die obere Fußseite aufwärts zum Knöchel.
- Wandern Sie mit der Bürste weiter und bürsten Sie die ganze Oberfläche von Waden und Schienbein mit aufwärtsgehenden Strichen.

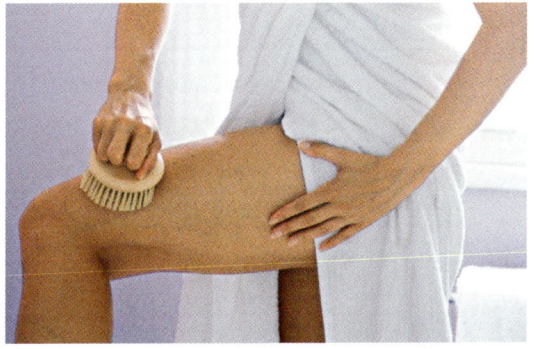

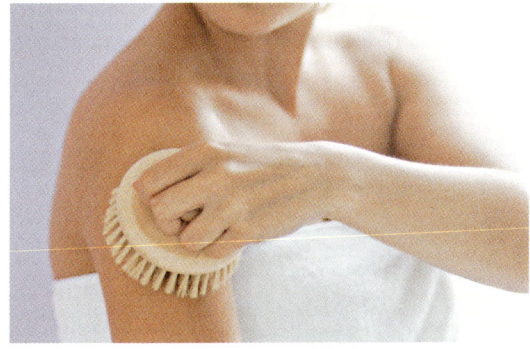

2 Oberschenkel und Po

- Stellen Sie sich aufrecht hin und bürsten Sie vom Knie hoch bis zu den Leisten, dann aufwärts weiter über die Pobacken bis zur Taille.
- Machen Sie das Gleiche mit dem anderen Bein.

3 Rücken und Schulter

- Mit Aufwärtsbewegungen bürsten Sie dann mehrmals den Rücken, vom Po angefangen bis hoch zu Ihren Schultern.

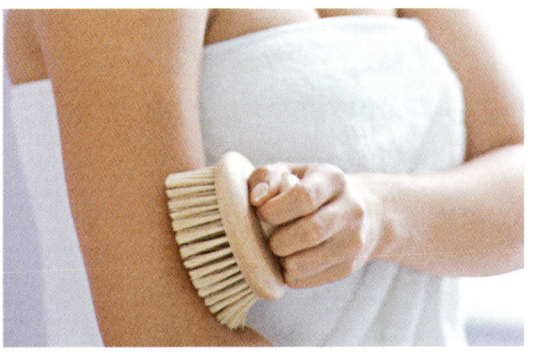

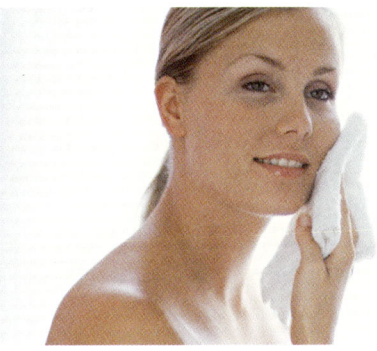

4 Arme

- Als Nächstes bürsten Sie Ihren rechten Arm, fangen bei der Handinnenfläche an, gehen weiter über den Handrücken und das Handgelenk hoch zum Ellenbogen.
- Bürsten Sie Ihren Oberarm vom Ellenbogen bis zur Schulter. Bearbeiten Sie mehrmals die ganze Oberfläche mit einer Serie von Bürstenstrichen.
- Wiederholen Sie das mit Ihrem linken Arm.

5 Hals und Brust

- Der Hals und die Brust sind empfindliche Stellen, deshalb wird hier nur leicht gebürstet. Auch hier gehen die Bewegungen natürlich wieder zum Herzen hin.
- Nach dem Bürsten duschen Sie sich oder waschen zumindest die Haut.

Massage

Viele glauben, Cellulite wird mit einer kräftigen, zupackenden Massage behandelt. Forschungen haben jedoch ergeben, dass dies gar nicht so sinnvoll ist. Professionelle Masseure wissen, was richtig ist. Wir Laien drücken und kneten häufig zu kraftvoll und oft mit falschen Bewegungen, die dann die Septen eher zerstören als heilen. Zu harte Bewegungen können auch den Lymphfluss beschädigen und weitere Stagnation verursachen.

Die richtige Massageart kann allerdings unglaublich wirkungsvoll sein. Nach chinesischen Forschungen steigt die Körpertemperatur, wenn der Körper massiert wird. Das weitet die Lücken zwischen den Zellen und ermöglicht dadurch den Lymphen einen leichteren Fluss.

Wie macht man es also richtig? Die wirkungsvollste Massage ist die Lymphdrainage und besteht aus einer Mischung aus langen, sanften Strichen und Pulsing-Techniken, die den Lymphfluss stimulieren.

Eine richtige Lymphdrainage muss immer von einem Fachmann ausgeführt werden, weil das Lymphsystem sonst beschädigt werden kann. Am besten lassen Sie sich in einem Gesundheitszentrum einen Spezialisten empfehlen. Trotzdem können Sie selbst eine ganz sanfte Form der Lymphmassage machen.

Wichtig ist, dass Sie die Massagebewegungen lang und sanft ausführen, damit weder Septen noch Lymphfluss beschädigt werden.

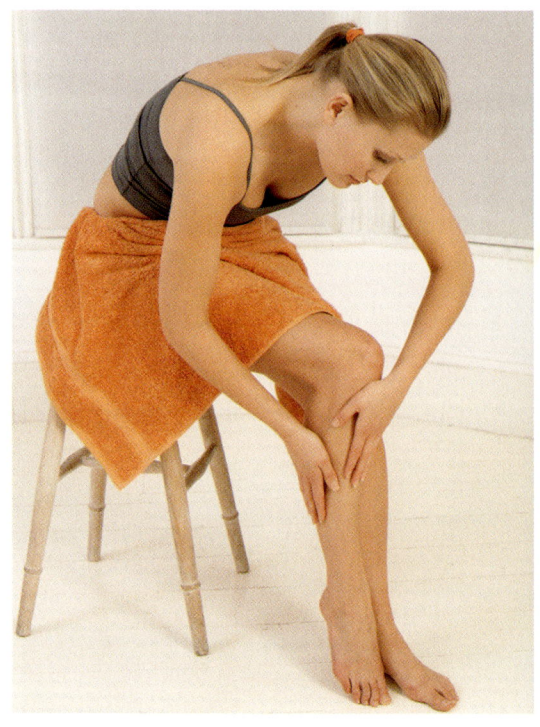

1 Beine

- Fangen Sie mit Ihren Beinen an. Streichen Sie mit langen, sanften Bewegungen von den Knöcheln aufwärts zum Knie und massieren Sie Vorder- wie Rückseite der Unterschenkel.
- Gehen Sie dann mit langen Strichen weiter bis zu den Oberschenkeln. Auch hier Vorder- und Rückseite der Schenkel bis zu den Lenden massieren.

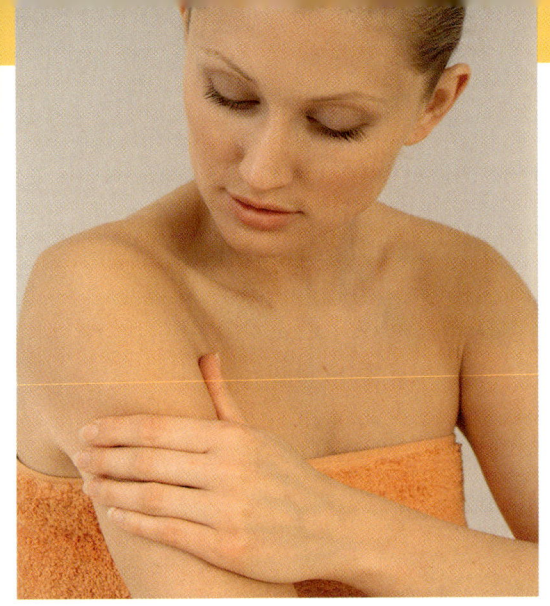

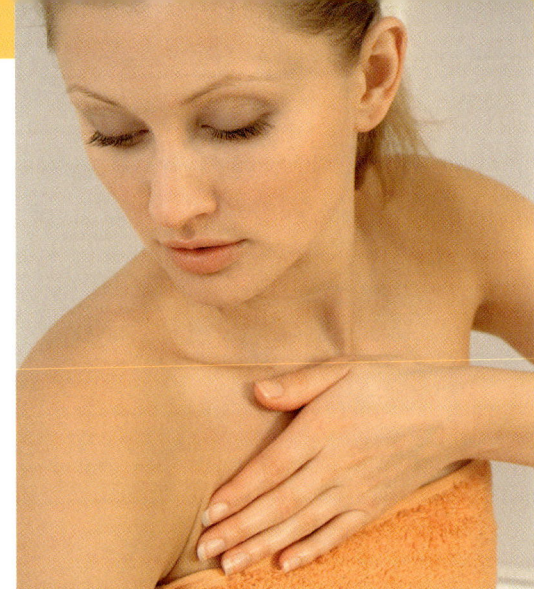

2 Arme

- Arbeiten Sie um die Arme herum, angefangen bei den Armgelenken bis zum Ellenbogen.
- Dann gehen Sie über den Ellenbogen weiter und massieren die Oberarme bis zu den Achseln.

3 Oberkörper

- Als Nächstes massieren Sie Ihren Oberkörper mit den gleichen langen Strichen.
- Massieren Sie vom Körper weg, entweder nach oben oder nach unten zu den Achseln hin, je nachdem, welche Stelle Sie massieren.
- Wenn jemand Ihren Rücken massiert, sollte er/sie auf dem oberen Rücken und der Schulterpartie zu den Achseln hin streichen. Die Nackenstriche sollten zu den Ohren geführt werden.

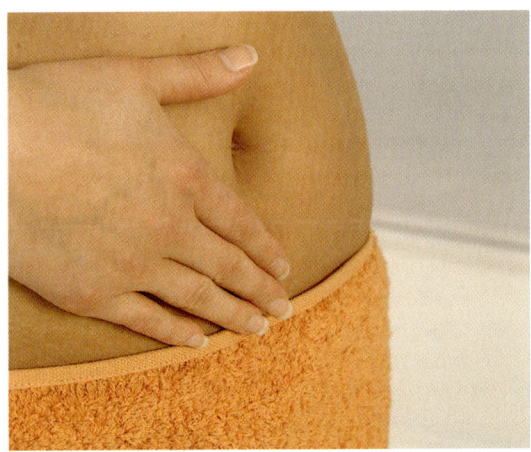

4 Unterleib

- Zuletzt wird der Unterleib bearbeitet. Das Gebiet unterhalb des Bauchnabels sollte zur Leistengegend hin massiert werden.
- Wenn jemand Ihren Rücken massiert, sollten die Handbewegungen nach oben und um die Hüften herum gehen.

Hitze- und Wasseranwendungen

Zu diesen Anwendungen gehören Sauna, Dampfsauna und Wassertherapien, die fantastisch die Durchblutung stärken. Beim Saunen verbessert sich z. B. der Blutstrom vom Herzen weg um 75 % und 70 % des Blutes erreichen die Haut. Die Folge: Jegliche Giftstoffe im Blut gelangen so besser zur Körperoberfläche, werden während der Behandlung über den Schweiß ausgeschieden und vermindern so den Druck auf das Lymphsystem.

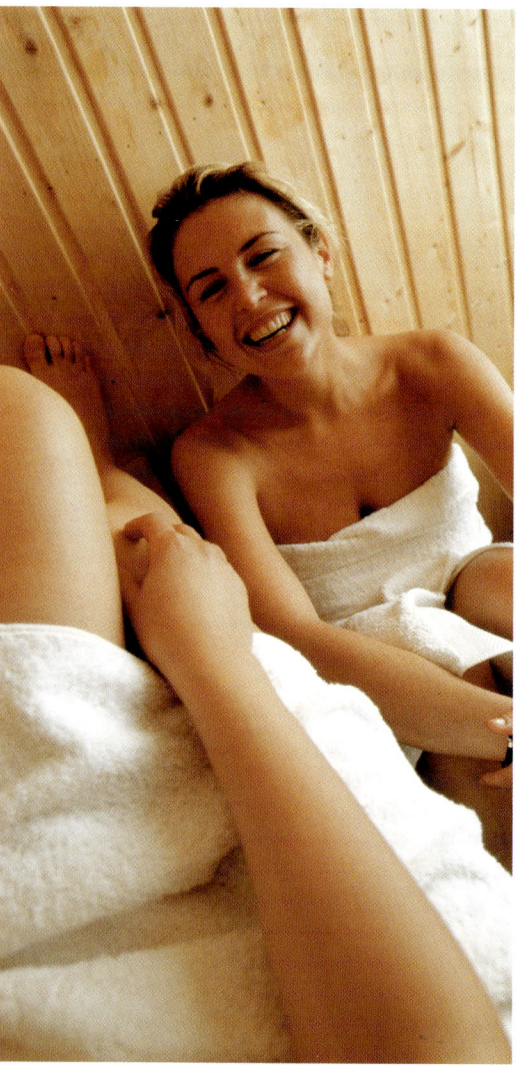

Sauna und Dampfsauna

Überzeugte Saunanutzer behaupten, dass bei einem 2–3-stündigen Saunabesuch die Fettvorräte zusammenbrechen und Cellulite damit ganz behoben werden kann. Gerade deshalb sollte eine Saunabehandlung medizinisch betreut werden. Sie können auch schon gute Ergebnisse erzielen, wenn Sie 10 bis 20 Minuten bei einer Temperatur saunen, die gut auszuhalten ist. Essen Sie vor dem Saunabesuch keine schweren Gerichte und trinken Sie keinen Alkohol, dafür aber viel Wasser vor, während und nach jedem Saunagang, weil Sie pro Gang 25 g oder mehr Wasser verlieren können, also genug, um Sie auszutrocknen.

Schwangere oder Patienten mit Herz-, Blutdruck-, Atmungs- oder Hautproblemen sollten sich vor dem Besuch der Sauna oder Dampfsauna medizinisch beraten lassen, um sicherzugehen, dass er ohne Schaden genossen werden kann.

Wassertherapie

Hier wird die heilende Kraft des Wassers genutzt. Dazu gehören Bäder, Duschen und Hydromassagen. Genau wie Massagen und Bürstenmassagen zielen auch hydrotherapeutische Anwendungen darauf ab, die Durchblutung und den Lymphfluss zu stärken, indem entweder die Kraft des Wassers oder wechselnde Temperaturen genutzt werden. Nach neuesten Forschungen sollen sie sogar die Gewichtsabnahme unterstützen. So wurde z. B. im „New England Journal of Medicine" von Diabetes-Patienten berichtet, die drei Wochen lang jeden Tag dreißigminütige heiße Bäder nahmen und dadurch durchschnittlich 1,7 kg abnahmen.

Neben anderen Möglichkeiten ist die einfachste Art der Wassertherapie eine Unterwassermassage, bei der durch besondere Duschköpfe der Wasserdruck verstärkt eingesetzt wird.

Dafür brauchen Sie eine Badewanne mit einem Duschschlauch, der bis unters Wasser reicht. Sollte der Duschkopf fest an der Wand montiert sein, kaufen Sie sich einen Duschschlauch, den man vorübergehend am Wasserhahn befestigen kann.

Arbeiten Sie immer zum Herzen hin, wenn Sie den Duschkopf an Ihren Beinen entlang bewegen. Bei Herzproblemen reduzieren Sie die Wassertemperatur nach und nach von warm zu kalt. Wenn Sie zu Krampfadern neigen, massieren Sie mit schwachem Wasserdruck und niedrigen Wassertemperaturen. Sie müssen nicht auf diese Unterwassermassage verzichten, weil Sie keine Badewanne haben: Beenden Sie einfach jede Dusche 2 bis 3 Minuten

Was ist wann zu tun?

Anwendung	Zeitpunkt
Bürstenmassage	jeden Tag vor dem Bad oder vor dem Duschen
Manuelle Lymphmassage	einmal in der Woche
Sauna/Dampfsauna	einmal in der Woche
Unterwasser-massage	mindestens 3 Mal in der Woche

lang mit einer Warmwassermassage, stellen Sie den Duschkopf dabei auf den höchsten Druck, den Sie aushalten können, und duschen Sie sich zum Schluss 1 bis 2 Minuten kalt ab.

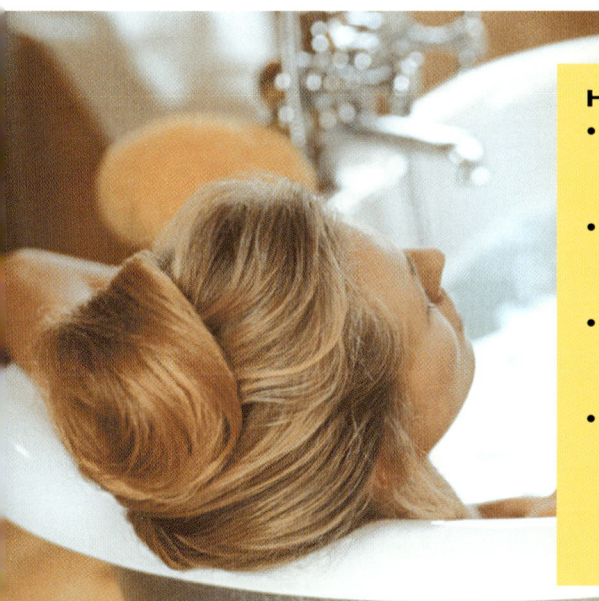

Hydrotherapie für Zuhause

- Füllen Sie die Badewanne halbvoll mit warmem Wasser und geben Sie ein Anti-Cellulite-Badeöl (s. Seite 114–115) hinzu.
- Lassen Sie Ihre Haut fünf Minuten im warmem Wasser einweichen, stellen Sie das Wasser an und den Duschkopf auf die höchste Druckstufe.
- Massieren Sie mit niedriger Strahlstärke 3 bis 4 Minuten lang immer aufwärts die Fußsohlen, Waden, Oberschenkel und Hüften.
- Stellen Sie dann das Wasser auf kalt und massieren Sie weitere 2 bis 3 Minuten. Wenn die Badewanne zu voll wird, lassen Sie das Wasser ablaufen. Dann steigen Sie aus der Badewanne und trocknen sich wie gewohnt ab.

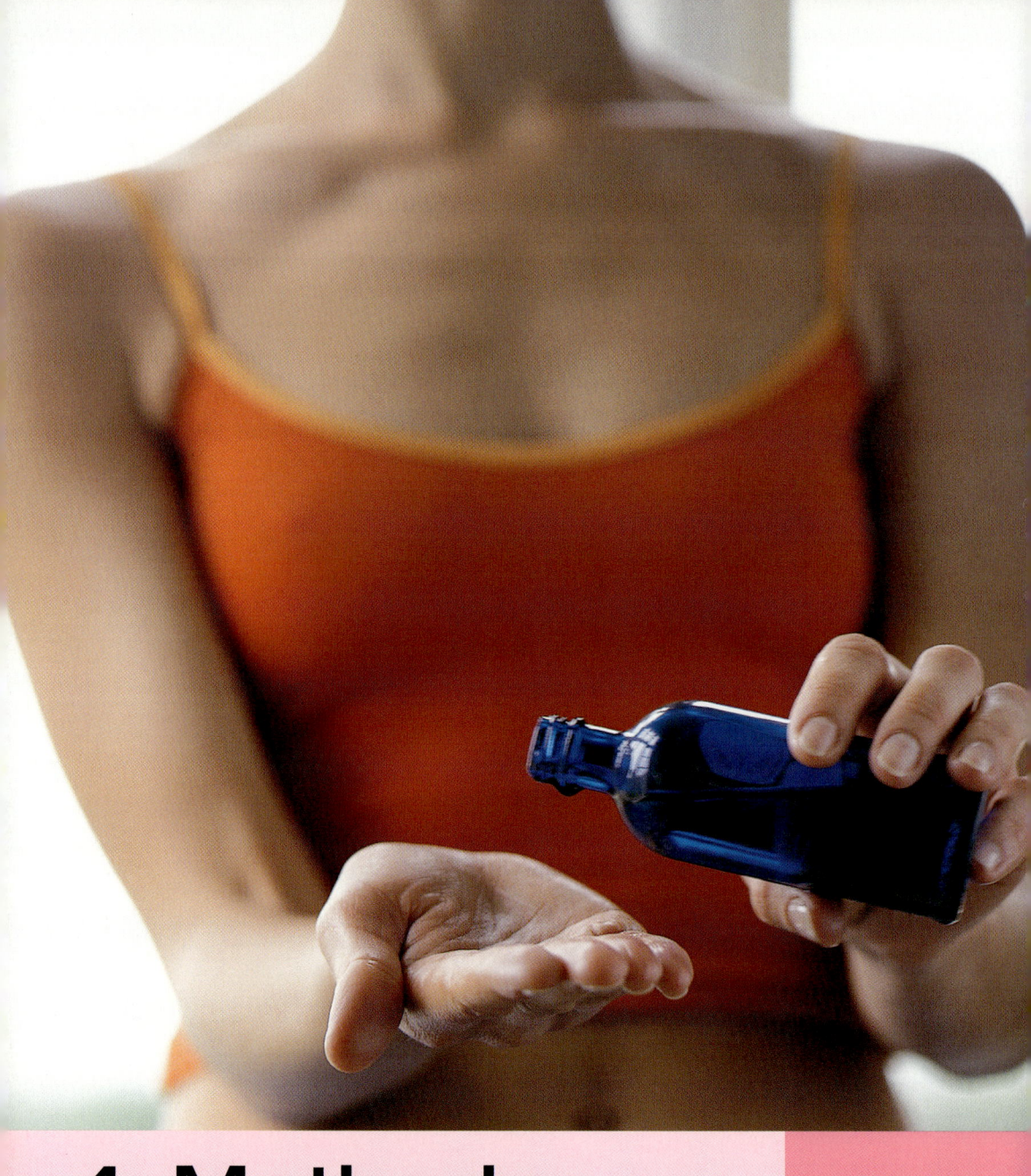

4. Methode: Aromatherapie

Bei der Aromatherapie wird die natürliche Kraft von ätherischen Ölen benutzt, um Cellulite zu bekämpfen. Diese konzentrierten Öle werden direkt aus den Wurzeln, Blüten, Früchten, Stängeln oder Blättern einer Pflanze gewonnen. Das Öl einer Pflanze enthält oft die gleichen Grundstoffe und hat so die gleiche Wirkung wie die ganze Pflanze. Orangenöl enthält z. B. genauso Vitamin C wie die Frucht und das Öl von scharfem schwarzem Pfeffer löst das gleiche wärmende Gefühl in uns aus wie es die Pfefferkörner auf der Zunge tun. Damit haben diese Eigenschaften der Öle für uns einen großen körperlichen und geistigen Nutzen.

Bei der Aromatherapie-Methode beschäftigen wir uns mit Ölen, die bei der Reduzierung von Cellulite eingesetzt werden können. Viele sind Harn treibend und bauen das überflüssige Wasser in den Depots ab, manche regen die Durchblutung und damit auch den Kreislauf und die Lymphe an. Andere haben Haut stärkende Eigenschaften und holen das Beste für die Regeneration des Kollagens heraus. Einige Öle wirken indirekt: Sie können den Appetit zügeln oder Stress bekämpfen, der ein Auslöser für das Frustessen sein kann und damit den Fettspeicher füllt. Kombiniert man also diese Eigenschaften durch die Mischung verschiedener Öle, kann die Beseitigung der Cellulite beschleunigt werden.

Außerdem ist die Aromatherapie die wohl angenehmste aller Methoden. Was kann denn schöner sein, als in ein Bad mit wunderbar duftendem Wasser zu sinken oder jemanden zu haben, der den eigenen Körper mit einer beruhigenden Massage verwöhnt?

Inhalt

Die Anwendung von Aromatherapie

Ätherische Öle können ganz unterschiedlich eingesetzt werden, von Duftlampen, die den Raum mit Duft erfüllen, bis hin zu direktem Auftragen auf die Haut. Beim Kampf gegen Cellulite sind Massage, Bäder und Inhalation die effektivsten Wege, das Öl zu nutzen.

Massage

Die ätherischen Öle werden direkt auf die Haut aufgetragen. Durch das Einmassieren an den bestimmten Körperstellen, hier wären es Hüften, Oberschenkel und Po, können sie dort dann voll ihre Wirkung entfalten. Die ätherischen Öle dürfen aber nicht pur auf die Haut aufgetragen werden. Das kann zu Hautreizungen führen oder sogar giftig sein. Damit sie gut verträglich sind, verbindet man sie mit einem anderen Basisöl.

Für unsere Zwecke eignet sich besonders gut Traubenkernöl, weil es einen hohen Anteil an Antioxidantien enthält, die unsere Haut stärken. Natürlich können Sie aber auch andere Öle verwenden. Die Mischregel ist jedes Mal gleich: Es kommen immer halb so viele Tropfen an ätherischen Ölen in die Mischung als Milliliter Basisöl. Beispiel: Wenn Sie 25 ml Basisöl haben, fügen Sie nicht mehr als 12 bis 13 Tropfen ätherisches Öl hinzu.

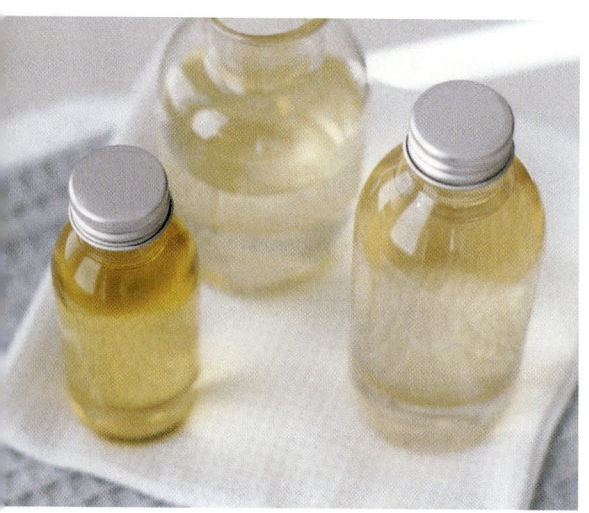

Nach dem Mischen der beiden Essenzen nehmen Sie eine kleine Hand voll, um jedes Bein mit langen, gleichmäßigen Bewegungen bis hoch zu den Lenden zu massieren, siehe Seite 106 für eine genaue Beschreibung.

Bäder

Das ist der einfachste Weg, Aromatherapie anzuwenden, weil das Öl beim Baden von der Haut aufgenommen wird. Die beste Wirkung erzielen Sie, wenn Sie erst nach dem Einlaufen des Wassers 3 bis 6 Öltropfen auf die Wasseroberfläche geben. Rühren Sie das Wasser um, damit die ätherischen Öle nicht konzentriert von der Haut aufgenommen werden. Die auf er nächsten Doppelseite aufgelisteten ätherischen Öle kann man auch bei der Wassertherapie verwenden (siehe Seite 108).

Inhalation

Bei Stress oder Kopfschmerzen kann Inhalieren eine große Hilfe sein. Es kann bei der Bekämpfung von Cellulite auch auf einem Nebenschauplatz nutzen, indem es motiviert und Stress und den damit verbundenen Heißhunger mindert. Am einfachsten ist es, 3 bis 4 Öltropfen auf ein Taschentuch zu geben und den Duft mit 5 bis 10 tiefen Atemzügen einzuatmen.

Öle mischen

Im Anschluss finden Sie einige ätherische Öle und deren Eigenschaften aufgelistet, damit Sie durch eine eigene Mischung das Beste für Ihre Situation aus den Ölen herausholen können.

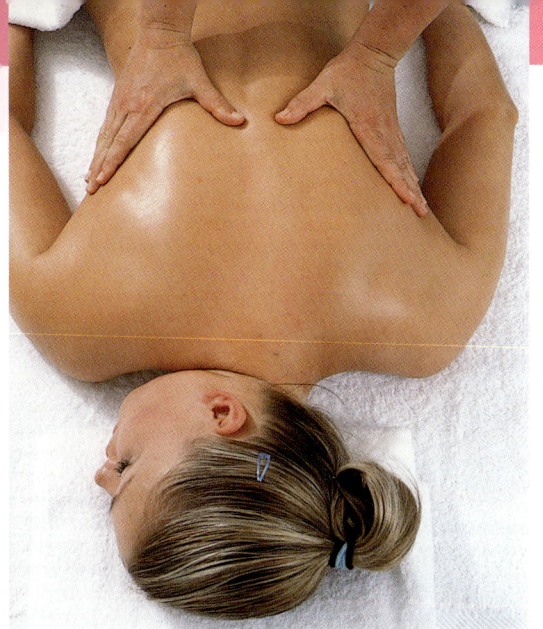

Was ist wann zu tun?

Wie oft Sie die Öle anwenden, hängt davon ab, wofür Sie diese nutzen wollen. Massagen enthalten beispielsweise eine höher konzentrierte Dosis als Bäder.

Anwendung	Zeitpunkt
Massage	1–3 Mal in der Woche
Bäder	täglich
Inhalation	immer, wenn Sie es nötig haben, aber nicht mehr als 2–3 Mal am Tag

Wasserbekämpfer

Diese Mischung eignet sich gut für weiche, schwammige Cellulite oder wenn wahrscheinlich zu viel Flüssigkeit die Ursache Ihrer Cellulite ist.

    1 Tropfen Fenchelöl
    1 Tropfen Zypressenöl
    1 Tropfen Pampelmusenöl
    2 Tropfen Wacholderöl
    10 ml Basisöl hinzufügen und für Massagen oder Bäder verwenden

Hautstraffer

Diese Mischung eignet sich gut für reifere Haut oder als Vorbeugungsmaßnahme, wenn Sie bei der Behandlung Ihrer Cellulite Gewicht/Flüssigkeit verloren haben.

    2 Tropfen Neroliöl
    1 Tropfen Möhrensamenöl
    1 Tropfen Orangenöl
    10 ml Basisöl hinzufügen und für Massagen verwenden

Diäthelfer

Diese Mischung eignet sich gut als Fettverbrenner und um Hungerattacken zu reduzieren.

    1 Tropfen schwarzes Pfefferöl
    1 Tropfen Patchouliöl
    2 Tropfen Geranienöl
    1 Tropfen Neroliöl
    10 ml Basisöl hinzufügen und für Massagen oder Bäder verwenden, bei Hungerattacken inhalieren

Tipps für die Aromatherapie

- Ätherische Öle wirken sehr stark. Überschreiten Sie deshalb nicht die empfohlene Dosis.
- Testen Sie alle Öle vor der Anwendung. Tupfen Sie ein wenig Öl an die Innenseite Ihres Arms und beobachten Sie die Stelle. Wenn es brennt oder die Haut sich rötet, benutzen Sie das Öl auf keinen Fall.
- Einige Öle sind für bestimmte Krankheitsbilder nicht geeignet, dazu gehören u. a. Epilepsie und Diabetes. Sollten Sie also krank sein, suchen Sie bitte erst den Rat eines registrierten Aromatherapeuten, bevor Sie sich selbst behandeln.
- Viele Öle sind nicht gut für schwangere Frauen. Lassen Sie sich bitte professionell beraten.
- Ätherische Öle nie innerlich anwenden!

Die Top 10 der Anti-Cellulite-Öle

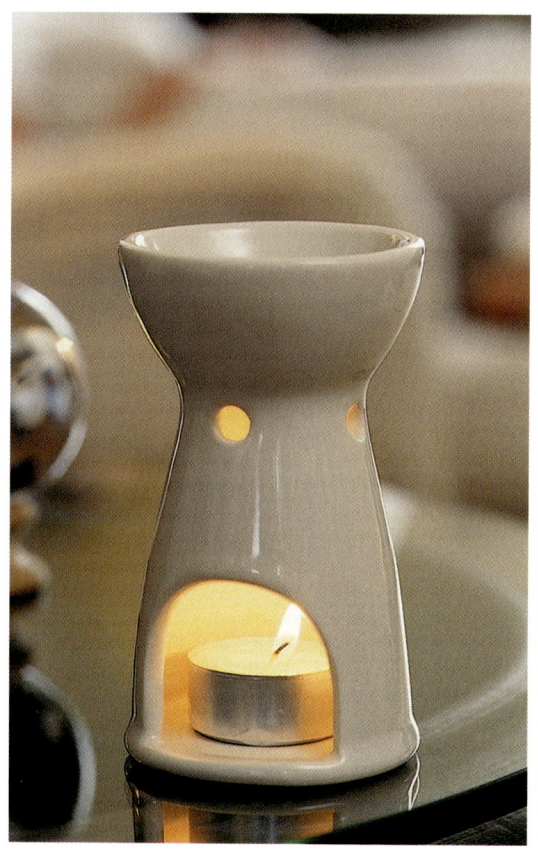

2. Geranie

Das Öl riecht sehr blumig, entgiftet den Körper von innen, ist Harn treibend und regt Leber und Nieren an. Es stärkt das Immunsystem, stimuliert das Lymphsystem, verdünnt das Blut und macht dadurch den Kreislauf wirksamer. Geranien sorgen auch für eine seelische Balance, beruhigen bei Stress und geben Energie, wenn Sie sich müde fühlen.

Achtung: Nicht während der Schwangerschaft anwenden!

Gut zu mischen mit: Möhrensamen, Pampelmuse, Neroli, Orange.

3. Neroli (Blütendestillat der Orangenzitruspflanze)

Das Öl ist wichtig für die Haut, regeneriert beschädigte Hautzellen und verbessert die Elastizität und Feuchtigkeit der Haut. Neroli wird oft bei der Behandlung von Schwangerschaftsstreifen eingesetzt, die oft mit Cellulite einhergehen. Als Kreislaufstütze hilft es, beschädigte Kapillaren zu heilen. Außerdem löst es Stresssymptome, die daraus entstehenden Muskelanspannungen und die dadurch mögliche Gewichtszunahme.

Gut zu mischen mit: Geranie, Limone, Orange

1. Zypresse

Das Öl riecht nach Nadelhölzern. Es ist ein guter Flüssigkeitsregler und hilft besonders, wenn sich Ihre Cellulite schwammig oder vollgesogen anfühlt oder aussieht. Es reguliert den Kreislauf und andere Probleme, die damit zu tun haben, wie zum Beispiel Krampfadern. Das Öl hat vermutlich hormonausgleichende Eigenschaften, die einigen östrogenbedingten Eigenarten der Cellulite entgegenwirken können.

Achtung: Nicht während der Schwangerschaft anwenden!

Gut zu mischen mit: Wacholder, Limone, Orange.

4. Orange

Das Öl hilft dem Körper Vitamin C aufzunehmen, das essentiell ist für die Bekämpfung von Freien Radikalen, und unterstützt die Kollagenbildung. Es verstärkt den Gallenfluss in der Leber und hilft dadurch bei der Verdauung von Fett, aber es steigert wie viele andere Zitrusfrüchte auch den Appetit. Wenn Ihre Hautporen verstopft sind, regt es zum Schwitzen an, wodurch die Gifte unter der Haut reduziert werden und der Lymphe geholfen wird.

Gut zu mischen mit: Zypresse, Geranie, Wacholder.

5. Pampelmuse

Das Öl ist ein guter Fettbekämpfer, weil es hilft, Gallenflüssigkeit in der Leber zu bilden, und so Fette verarbeitet. Es regt das Lymphsystem an, hält die Flüssigkeitsreserven in Balance, gibt Energie und macht gute Laune, wenn Sie keine Lust mehr haben, die Diät einzuhalten oder Sportübungen zu machen. Trotz all der Vorteile steigert es aber auch den Appetit.

Achtung: Setzen Sie Ihre Haut nicht der Sonne aus, wenn Sie Pampelmusenöl aufgetragen haben!

Gut zu mischen mit: Geranie

6. Möhrensamen

Das Öl ist ein ausgezeichnetes Hauttönungsmittel, das bei Massagen zur Hautstraffung eingesetzt wird. Es reduziert die überfüllten Wasserdepots und unterstützt die roten Blutkörperchen beim Sauerstofftransport zum Körpergewebe und zu den darin enthaltenen Fibroblasten. Möhrensamen helfen bei Stress und Erschöpfung, also schnuppern Sie ruhig an ein paar Tropfen, wenn Sie gestresst sind oder sich vor dem Sportprogramm aufbauen wollen.

Achtung: Nicht während der Schwangerschaft anwenden!

Gut zu mischen mit: Wacholder, Limone, Neroli, Orange.

7. Fenchel

Das Öl hilft, wenn es Ihnen schwerfällt, die Diät einzuhalten, denn es unterdrückt den Appetit (obwohl Lakritzliebhaber den Anissamenduft verlockend finden können). Es hilft beim Abbau der übervollen Wasserdepots und bei der Entgiftung des Körpers. Falten und Grauer Star, die beide durch Freie Radikale verursacht werden können, heilen mit diesem Antioxidans besser.

Achtung: Nicht während der Schwangerschaft oder bei Epilepsie anwenden! Immer erst auf einer kleinen Hautstelle testen.

Gut zu mischen mit: Geranie, Limone.

8. Wacholder

Das Öl entgiftet den Körper, nimmt Druck von den Lymphen und entwässert. Es reguliert den Appetit. Inhalieren Sie also ein paar Tropfen auf einem Taschentuch, falls Sie eine Hungerattacke bekommen.

Achtung: Bei der angegebenen Dosis bleiben. Zu viel Wacholderöl fordert die Nieren zu allzu starker Leistung auf und überfordert sie. Nicht während der Schwangerschaft anwenden!

Gut zu mischen mit: Zypresse, Geranie, Pampelmuse, Orange.

9. Schwarzer Pfeffer

Das Öl steigert mit seinem würzigen, wärmenden Duft die Durchblutung und weitet die Blutgefäße dort, wo es aufgetragen wurde. Außerdem ist es Harn treibend und es wird vermutet, dass es hilft, Proteine zu verdauen, was ein Hauptbestandteil der Anti-Cellulite-Diät ist. Es stärkt außerdem den Muskeltonus.

Achtung: Nie pur auf die Haut auftragen und immer nur 1 bis 2 Tropfen ins Massageöl oder Badewasser geben, weil sonst die Haut gereizt wird.

Gut zu mischen mit: Zypresse, Geranie, Pampelmuse, Limone.

10. Patchouli

Das Öl ist der optimale Appetitzügler! Es hilft, den Kopf klar zu bekommen, wenn der sich seiner Sache nicht sicher ist (z. B. „Nehme ich jetzt noch ein Stückchen Kuchen oder nicht?"). Es wirkt Harn treibend und Haut straffend. Patchouli wirkt direkt auf die Hautzellen, regt sie zum Wachsen und zur Heilung des Bindegewebes an. Sein starker, exotischer Duft macht es zu einem starken Abendöl. Einige Menschen mögen den Duft jedoch überhaupt nicht.

Gut zu mischen mit: Schwarzer Pfeffer, Geranie, Neroli.

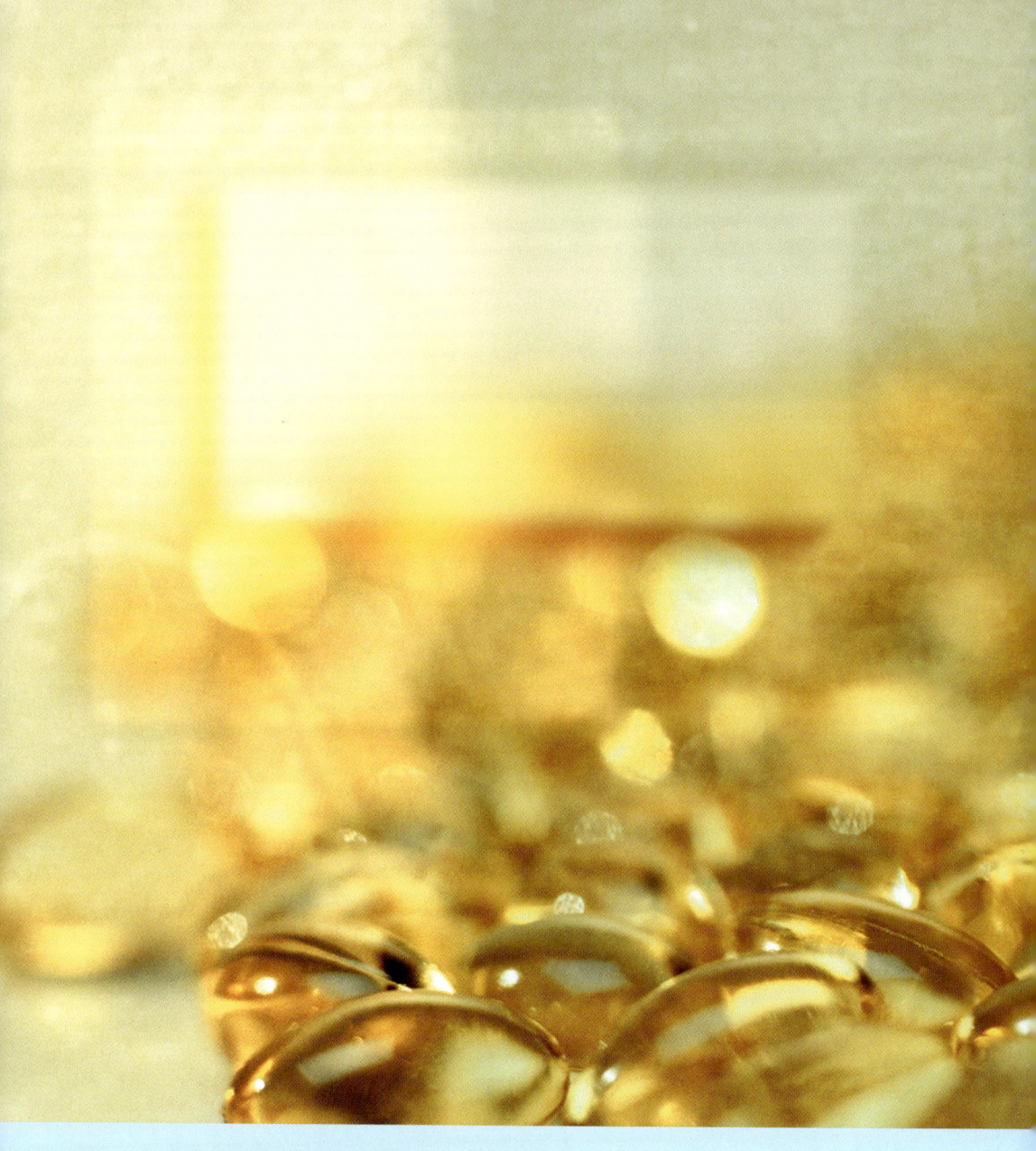

5. Methode:
Nahrungsergänzung

Die Diät-Methode allein wirkt ja schon Wunder bei der Entfernung der Cellulite, aber durch Kräuter, Nahrungsergänzungen und frische Küchenkräuter, die Sie vielleicht schon beim Kochen verwenden, kann man diese Wirkung noch steigern. Sie haben Fett bekämpfende, Wasser abbauende und Haut stärkende Eigenschaften, die wir in diesem Kapitel untersuchen.

Es wäre natürlich toll, wenn allein diese Produkte und Kräuter die ganze Arbeit bei der Cellulite-Bekämpfung übernehmen würden und Sie weder die Diät noch die Sportübungen einhalten müssten. Aber selbst wenn die Hersteller das behaupten, es gibt keine Wunderpille, die Cellulite heilt. Solche Produkte wurden gründlich untersucht und die Ergebnisse deckten sich nicht mit den überschwänglichen Versprechungen der Hersteller. Forscher an der South Bank Universität in London, die eine dieser Pillen testeten, nahmen sogar zu, vielleicht auch deswegen, weil sie dem Produkt die gesamte Verantwortung gaben und nicht auf Essen oder Bewegung achteten. Die Pillen und andere Ergänzungsmittel vervollkommnen lediglich den Nutzen der anderen Methoden, sie können keine Wunderheilungen vollbringen.

Auf den nächsten Seiten sind sieben wichtige Pillen oder Getränke beschrieben, die Sie in Ihr Programm aufnehmen können. Diese müssen in ziemlich großer Zahl eingenommen werden.

Die frischen oder getrockneten Kräuter werden hingegen in kleinen Mengen Ihrem täglichen Essen hinzugefügt. Natürlich brauchen Sie nicht alle zu nehmen, denn etwas, was Sie nicht benötigen, könnte im Körper Reaktionen auslösen, die dem gewünschten Zweck eher im Weg stehen. Beispiel: Wenn Sie entwässernden Löwenzahn zu sich nehmen, obwohl Sie gar keine überflüssigen Wasseransammlungen haben, dann können Sie als Folge davon austrocknen, was Ihren Körper in Panik geraten lässt und veranlasst, tatsächlich Wasservorräte zu stauen. Es gibt allerdings zwei Produkte, die jeder während der sechs Wochen einnehmen sollte, während man zu den anderen nur bei entsprechendem Bedarf greifen sollte.

Inhalt

Die sieben Superkämpfer

Hier finden Sie die wichtigsten Präparate und Kräuter, die Sie bei der Behandlung Ihrer Cellulite nehmen können. Viele sind in Ihrer Nahrung vorhanden, andere nehmen Sie als Präparate in konzentrierteren Dosen zu sich und können so den größten Nutzen aus ihnen ziehen. Bitte denken Sie daran, nicht alle zu nehmen, sondern nur diejenigen, die Sie wirklich brauchen.

1. Antioxidantien

Ein Maximum dieser Wirkstoffe ist absolut wichtig bei der Bekämpfung der Cellulite. Hauptsächlich nehmen Sie diese über die Nahrung zu sich. Die Wissenschaftler sind sich ziemlich sicher, dass Antioxidantien andere, noch unbestimmte Inhaltsstoffe von Früchten und Gemüse brauchen, um ihre Wirkung voll zu entfalten. Die besten Anti-Cellulite-Nährstoffe sind die Vitamine C und E, die auch in hohen Mengen eingenommen werden können.

Menge: 3 g Vitamin C (die höchste Menge, die Ihr Körper speichern kann) in drei gleichen Dosierungen und 400 IE (Internationale Einheiten) Vitamin E am Tag.

2. Gotu Kola

Der wissenschaftliche Name dieses Krautes lautet *Centella Asiatica* und es unterstützt die Wundheilung. Klinische Forschungen zeigten, dass es die Bildung von neuem Kollagen fördert. Italienische Forscher fanden bei Patienten mit schwachen Venen heraus, dass es die Durchblutung anregt und die Flüssigkeitsansammlungen reduziert.

Menge: Nehmen Sie 3 Mal am Tag 30 mg.

3. Gamma-Linolensäure (GLS)

Am häufigsten kommt diese Säure in Fleisch oder Milchprodukten vor. In vier unabhängigen Studien fand man heraus, dass sie die Fettverbrennung beim Essen und Sport erhöht und feste Muskeln schafft (die die Cellulite verbergen). Patienten, die von schwedischen Forschern der Universität Uppsala 14 Wochen lang GLS bekamen, nahmen 3,8 % ihres Körperfetts ab.

Menge: Wenn Sie Körperfett verlieren müssen: 3 Mal am Tag 2 Kapseln à 500 mg GLS.

4. Ginkgo Biloba

Diese Zutat wird in den Cellulite-Wunderpillen am häufigsten verwendet und ist auch in vielen Anti-Cellulite-Cremes vorhanden. Nach einer deutschen Studie verstärkt Ginkgo im ganzen Körper den Kreislauf um bis zu 57 % und hat außerdem entgiftende Eigenschaften. Ginkgo hilft auch, wenn Ihnen im Gegensatz zu anderen Menschen oft kalt ist, besonders an den cellulitebefallenen Körperstellen.

Menge: Bei schwachem Kreislauf: Das ganze Programm hindurch 170 mg am Tag. Sollten Sie davon Kopfschmerzen bekommen, reduzieren Sie die Menge bis auf die Hälfte, bis die Kopfschmerzen verschwinden.

5. Grüner Tee

Der Tee entgiftet nicht nur, sondern steigert auch das Tempo der Kalorienverbrennung. Drei Tassen Tee verbrennen in den folgenden 24 Stunden 80 Kalorien mehr. Also würde man über das Jahr verteilt zusätzliche 2,8 kg abnehmen. Grüner Tee reduziert auch das Gewicht, indem er die Produktion von Fett aufnehmenden Enzymen stoppt. Französische Forscher behaupten, dass man am Tag 30 % der Fettkalorien verbrennen kann, wenn man mehr grünen Tee trinkt.

Menge: Wenn Sie abnehmen wollen: 2 Grüner-Tee-Pillen oder mindestens 3 Tassen Grüner Tee am Tag. Denken Sie bei der Berechnung Ihrer täglichen Einnahme daran, dass Kräutertee anstelle von Wasser getrunken werden kann.

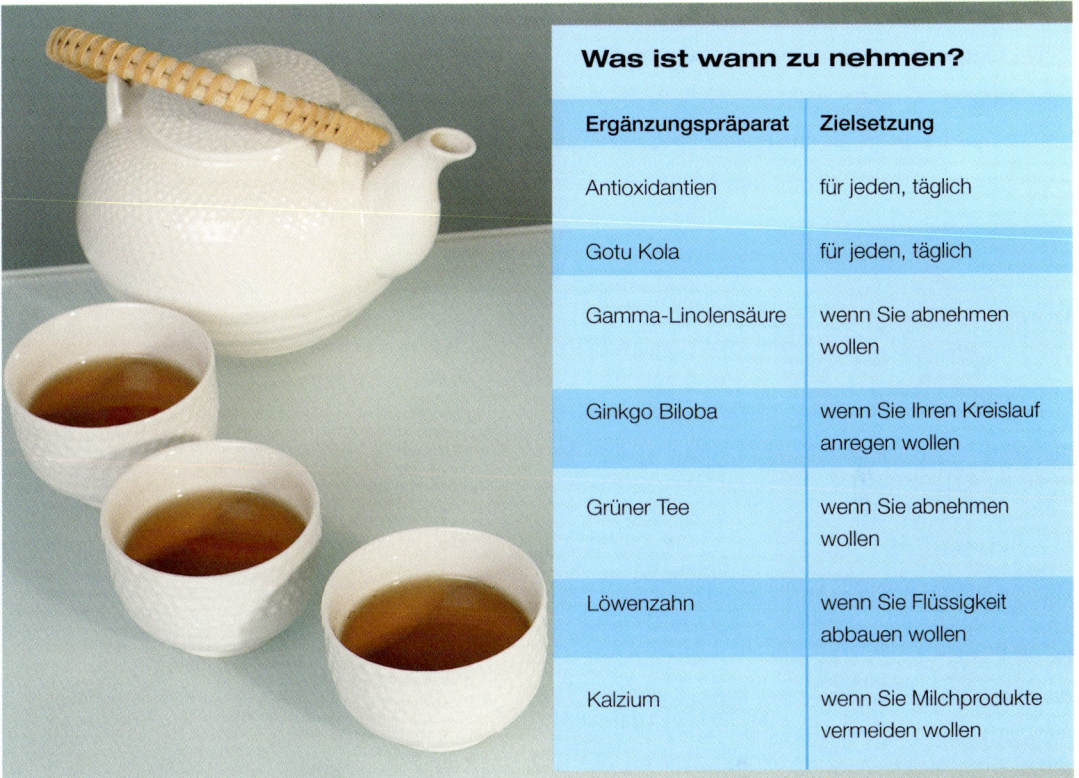

Was ist wann zu nehmen?

Ergänzungspräparat	Zielsetzung
Antioxidantien	für jeden, täglich
Gotu Kola	für jeden, täglich
Gamma-Linolensäure	wenn Sie abnehmen wollen
Ginkgo Biloba	wenn Sie Ihren Kreislauf anregen wollen
Grüner Tee	wenn Sie abnehmen wollen
Löwenzahn	wenn Sie Flüssigkeit abbauen wollen
Kalzium	wenn Sie Milchprodukte vermeiden wollen

6. Löwenzahn

Wenn Wasseransammlungen Ihr Hauptproblem bei der Cellulite sind, hilft dieses Harn treibende Kraut ganz sanft, sie zu reduzieren. Viele Entwässerungsmittel bringen den Körper dazu, mit dem überflüssigen Wasser lebenswichtiges Kalium auszuscheiden, was den Flüssigkeitshaushalt durcheinanderbringt und – noch schlimmer – schlecht fürs Herz ist. Löwenzahn ist die einzige Ausnahme, weil die Pflanze große Mengen Kalium enthält und so bei der Entwässerung kein Schaden entsteht. Außerdem wirkt sie entgiftend.

Menge: Löwenzahnpräparate findet man in Drogerien. Die meisten Menschen finden die Pflanze in dieser verarbeiteten Form am angenehmsten. Wenn Sie den bitteren Geschmack mögen, können Sie frische Löwenzahnblätter in den ganz normalen Salat geben oder als Tee trinken (3 Tassen am Tag).

7. Kalzium

Wenn Sie bei Ihrer Diät auf Milchprodukte verzichten, ist es lebenswichtig, dass Sie Ihre Nahrung mit Kalziumpräparaten ergänzen. Kalzium ist besonders für Frauen zwischen zwanzig und dreißig Jahren für den Knochenaufbau wichtig und für ältere Frauen, um dem Knochenabbau vorzubeugen. An der Universität von Tennessee fand man heraus, dass durch eine gesteigerte Kalziumzufuhr auch der Fettabbau um 60 % gesteigert werden kann.

Menge: Wenn Sie Milchprodukte reduzieren oder vermeiden, ergänzen Sie Ihre Nahrung mit 1000 mg Kalzium am Tag.

Das Leben würzen

Viele Menschen würzen ihre tägliche Nahrung mit Kräutern und Gewürzen, die auch gesundheitsstärkende Eigenschaften haben. Die Wirkung der Cellulite abbauenden Nahrung kann man durch diese Cellulite bekämpfenden Kräuter oder Gewürze noch unterstützen. Anhand der folgenden Liste sehen Sie, welche am besten zu Ihrer Celluliteart passen.

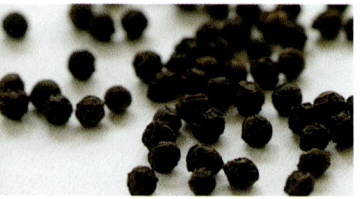

Schwarzer Pfeffer

Das Gewürz entgiftet und hilft dabei, dass das lebenswichtige, entgiftende Enzym Gluthation A nicht verringert wird – eine gute Nachricht für die Lymphe. Schwarzer Pfeffer stärkt den Kreislauf und regt den Stoffwechsel an, aber auch den Appetit. Passen Sie also auf, wie viel Sie davon nehmen.
Passt zu: fast Allem

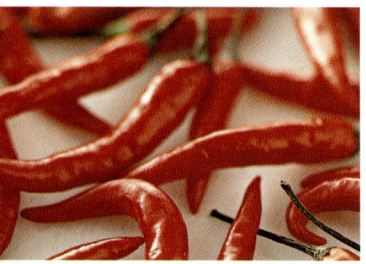

Chili

Chili regt den Stoffwechsel an (leicht zu erkennen am Schwitzen, wenn man davon isst) und erhöht die Geschwindigkeit, mit der Kalorien verbrannt werden, um 10 %. Es unterdrückt auch den Appetit: Wissenschaftler an der Laval Universität in Quebec würzten Essen mit scharfen Gewürzen wie Tabasco oder Chilisoße und fanden heraus, dass alle Frauen danach entschieden weniger aßen.
Passt zu: Fisch, Huhn, Eiern, Tofu

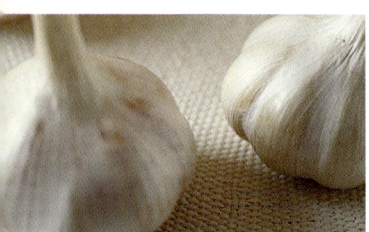

Knoblauch

In Knoblauch steckt viel Schwefel, der die Entgiftung im Körper unterstützt, die Blutgefäße geschmeidig hält und den Kreislauf anregt. Er enthält den lebenswichtigen Inhaltsstoff Ajoen, der Blut verdünnend wirkt und damit den Kreislauf stärkt. Außerdem enthält er Selen, das den entgiftenden Vitaminen A, C und E bei der Hauterneuerung hilft.
Passt zu: fast Allem

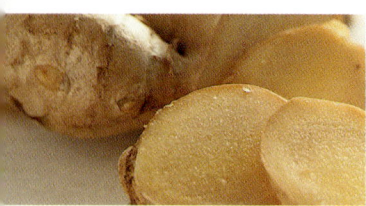

Ingwer

Ingwer (den man sofort an seinem leicht scharfen Geschmack erkennt) stärkt die Peristaltik, regt den Stoffwechsel an, wirkt entgiftend und enthält 21 unterschiedliche Inhaltsstoffe, die Freie Radikale bekämpfen.
Passt zu: Fisch, Huhn, Sushi

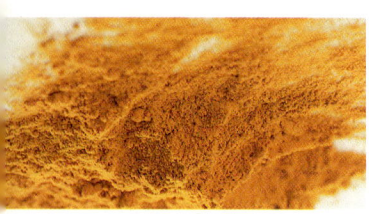

Kurkuma (Gelbwurzel)

Das Gewürz wird in der ayurvedischen Medizin benutzt, um Wasseransammlungen zu reduzieren. Es wirkt aber auch entgiftend, regt mit seinem scharfen Geschmack den Stoffwechsel an und senkt den Appetit. Es soll auch die Energie stärken, ist also gut für jeden, der das 6 Wochen-Programm macht.
Passt zu: Huhn, Rindfleisch, Fisch, Eiern

Hagebutten

Sie sind bekannt für ihren hohen Anteil an Vitamin C, B-Vitaminen, anderen Antioxidantien und Karotenoiden. Hagebuttenwasser und -öl sind wichtig für die Hautstärkung und man glaubt, dass Hagebutten auch für eine gesunde Haut sorgen.
Passt zu: Hauptsächlich werden sie als Tee getrunken, aber Hagebuttensirup oder -marmelade schmecken auch gut auf Crackern oder Toast (da diese Zucker enthalten, bitte sparsam benutzen).

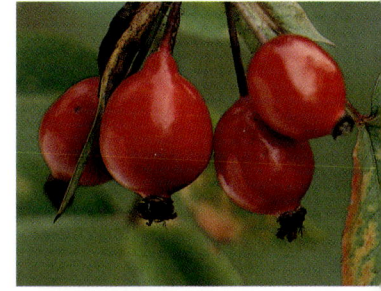

Fenchel

Fenchel wirkt Harn treibend und der Samen kann, über Salat gestreut, die Wasser ausgleichende Wirkung anderer Gemüsesorten wie Sellerie oder Gurken noch unterstützen. Fenchel wird auch als Appetitzügler eingesetzt und kann Ihnen helfen, wenn Sie Ihre Diät mal schwerer einhalten können.
Passt zu: Fisch, Lamm

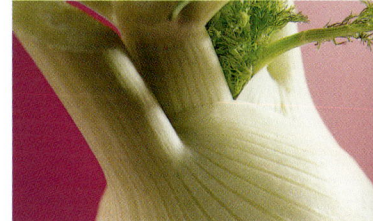

Rosmarin

Das Gewürz bekämpft die Zerbrechlichkeit der Kapillaren und verhindert, dass Wasser ins umgebende Gewebe sickert. Es ist ein ganz wichtiges Anti-Cellulite-Gewürz und deshalb Bestandteil vieler Anti-Cellulite-Cremes. Rosmarin wirkt auch entgiftend.
Passt zu: Lamm, Rindfleisch, Huhn, Fisch

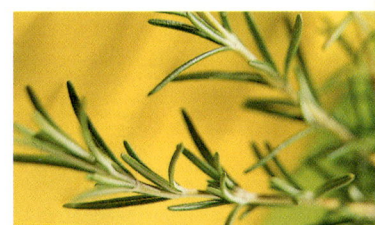

Majoran

Majoran wirkt Harn treibend und gibt Energie. Außerdem fördert es die Verdauung. Eine schwache Verdauung kann Gifte, die eigentlich ausgeschieden werden sollen, wieder aufnehmen und so das Risiko für Allergien, Lebensmittelunverträglichkeiten und ein überstrapaziertes Lymphsystem vergrößern.
Passt zu: Fleisch, Fisch, Tomaten, Paprika, Auberginen

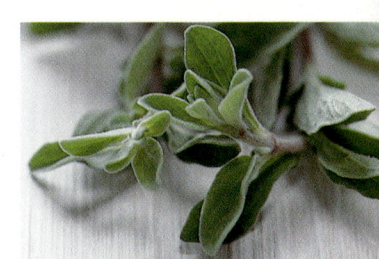

Petersilie

Das Kraut ist eine Wohltat für die Nieren und kann überflüssiges Wasser reduzieren. Es ist ein gutes Antioxidans und reich an Vitamin C. Würde man eine Tasse voll Petersilienblätter über einen grünen Salat geben, wäre damit der Vitamin-C-Bedarf eines Tages gedeckt.
Passt zu: Fisch, Salaten, Hüttenkäse, Folienkartoffeln

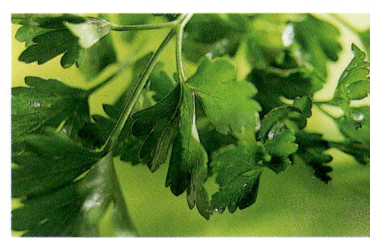

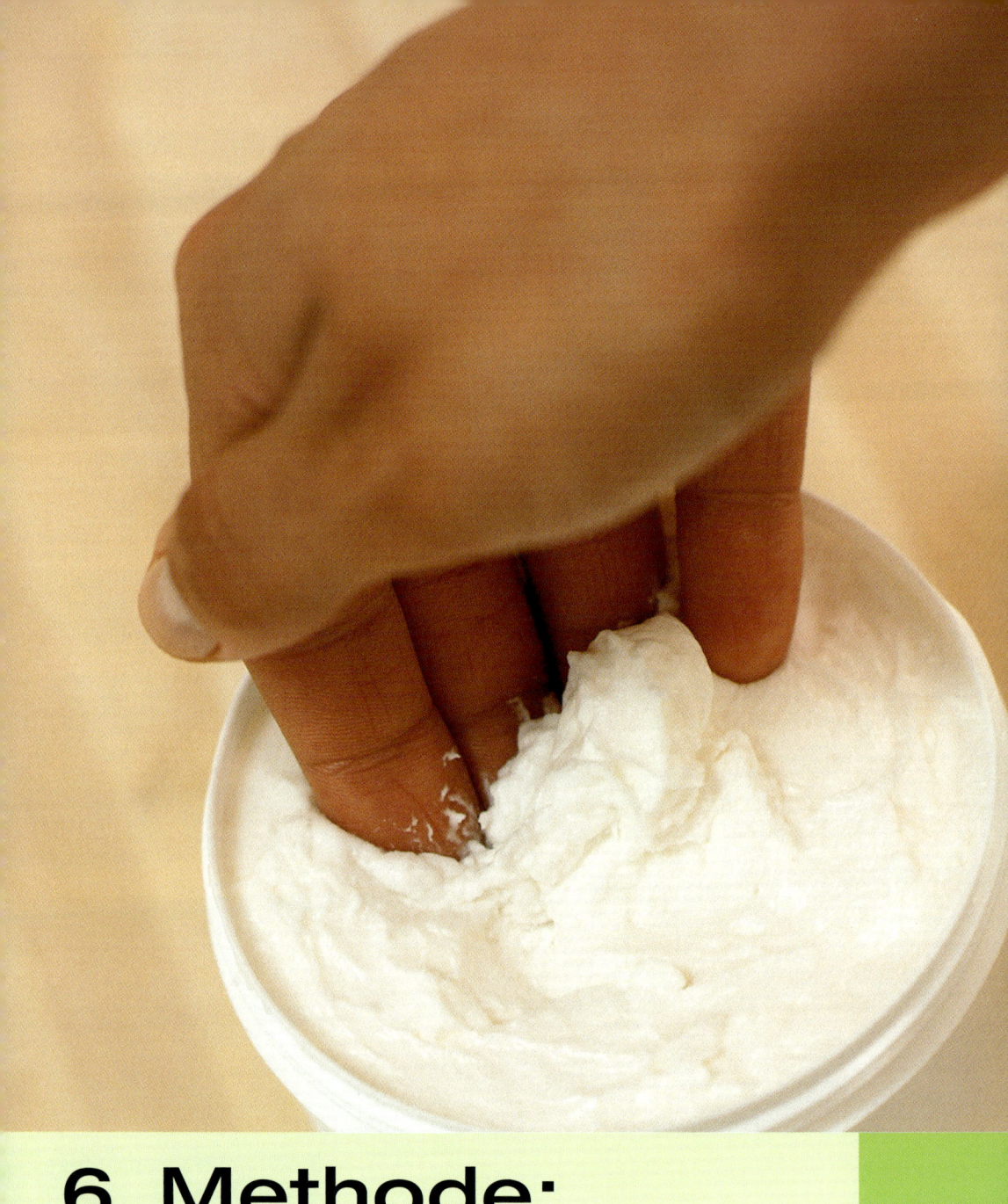

6. Methode: Schönheitspflege

Wer unter Cellulite leidet, der wünscht sich nur eines: Sie soll schnell weggehen, jetzt, sofort, für immer. Und genau da kann die Schönheitspflege-Methode helfen. Diät und Bewegung sorgen dafür, das Fett loszuwerden, die anderen Methoden bewirken, dass die Wirkung lange anhält. Aber Sie werden schon zwei bis drei Wochen aushalten müssen, um erste sichtbare Erfolge zu sehen, und sechs Wochen bis zum Ende des Programms. Die Schönheitspflege sorgt in erster Linie dafür, dass Sie sich besser fühlen, so wie Sie gerade aussehen. Damit ist sie die Methode, die das Aussehen Ihrer Cellulite in 24 Stunden merklich bessern wird.

Es gibt keine Wunderpillen und es gibt auch keine Wundercremes. Hier werden Sie jetzt hauptsächlich lernen, die Noppen so lange zu vertuschen, bis die anderen Methoden Wirkung zeigen. Deshalb ist die Schnellreparatur noch lange keine Mogelpackung. Keiner versucht intensiver, eine Lösung für das Celluliteproblem zu finden, als die Schönheitsprodukt-Industrie, und es gab noch nie so viele Mittelchen auf dem Markt, die bei Cellulite helfen sollen, wie heute. Heute findet man überall Cremes, die wirklich die Flüssigkeit reduzieren oder die Elastizität und Gesundheit der Haut verbessern, und manche können vielleicht auch Fett verbrennen. Hier erfahren Sie jetzt, wo Sie diese Produkte finden können und wie sie angewandt werden, um die beste Wirkung zu erzielen. Außerdem schauen wir uns noch an, wie die neuesten Hightech-Behandlungen in den Schönheitssalons wirken, ob sie tatsächlich das halten, was sie versprechen, und ob sie ein Teil Ihres Cellulite-Bekämpfungs-Programms werden könnten.

Inhalt

Feuchtigkeits- und Cellulite-Cremes

Für viele Frauen hört die Hautpflege beim Hals auf. Dem Rest des Körpers wird nur ab und zu ein wenig Lotion gegönnt. Diese anderen Hautpartien trocknen aber leider in der Regel viel schneller aus als unser Gesicht, und das kann die Cellulite natürlich noch schneller sichtbar machen.

Viele Frauen schüttelt es bei dem Gedanken daran, Wasser und Seife für ihr Gesicht zu benutzen, steigen aber begeistert in eine Badewanne voller Badeschaum, der jedoch unsere Haut viel schneller austrocknet. Außerdem tendieren wir dazu, ganz lange im viel zu heißen Wasser zu liegen, mit dem Ergebnis, dass unsere Haut chronisch ausgetrocknet ist.

Was für wunderbare Nährböden für Cellulite, können doch UV-Strahlen so viel tiefer in die Haut eindringen und größeren Schaden beim Kollagen und Elastin anrichten. Ausgetrocknete Haut wirkt matter, d. h. das Licht wird absorbiert und betont jede Art Defekt. Außerdem ist trockene Haut dünner als sie sein sollte – optimal für die darunterliegenden Fettzellen, um sich bemerkbar zu machen.

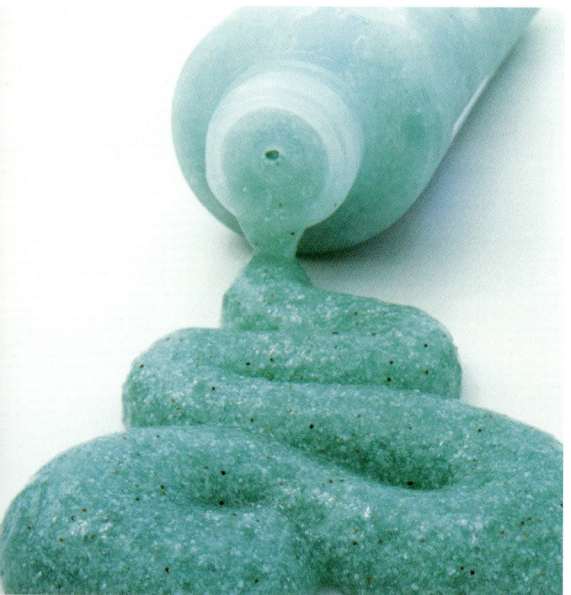

Die schnellsten Ergebnisse erzielen wir hier in erster Linie mit Rehydration. Indem Sie morgens und abends regelmäßig Ihre Haut eincremen, können Sie die oberste Schicht „mästen" und damit eine etwas dickere Schutzschicht zwischen der Cellulite und der Außenwelt schaffen. Dieser Effekt kann durch Produkte mit besonderen Inhaltsstoffen gesteigert werden.

Cellulite-Cremes

Ersetzen Sie einmal am Tag Ihre Bodylotion durch eine Creme, die Anti-Cellulite-Inhaltsstoffe hat, und schon geben Sie Ihrem Körper nicht nur Feuchtigkeit, sondern nehmen auch die Ursachen der Orangenhaut in Angriff. Diese Inhaltsstoffe sind mehr oder weniger effektvoll, deshalb stellen wir Ihnen hier die wirksamsten vor:

Aminophyllin

Dieser Wirkstoff wurde zuerst entwickelt, um die Symptome beim Asthma zu verbessern. Dabei entdeckten zwei Ärzte, dass sich der Oberschenkelumfang einer Frau, die mit dieser Creme behandelt wurde, verringerte. Sie vermuteten, dass Aminophyllin in die Zellen eindringt und dort das Fett abbaut. Andere Versuche bestritten das Ergebnis, aber Firmen, die weiter mit Aminophyllin arbeiten, behaupten, das läge daran, dass bei den Versuchen keine Bewegung mit im Spiel war: Wenn das Fett einmal aufgelöst ist und sich in der Blutbahn befindet, verschwindet es nämlich nicht von allein. Man muss sich bewegen, damit es ausgeschieden wird. Da Sie ja das Bewegungsprogramm durchziehen, ist das kein Thema für Sie. Für Sie ist wichtig zu wissen: Wenn Sie eine Creme kaufen, die Aminophyllin enthält, bewahren Sie diese kühl auf und verbrauchen Sie sie schnell.

Bräunungscremes

Eine gebräunte Haut kaschiert die Noppen ein wenig und Sie fühlen sich etwas besser mit Ihrem Äußeren. Seit Seite 19 wissen wir aber, dass Sonnenbaden das Schlimmste ist, was Sie Ihrer Haut antun können. Die Lösung ist: Bräunungscreme. Wenn Sie ein gutes Produkt und sich Zeit beim Auftragen nehmen, können Sie ihre Cellulite innerhalb weniger Stunden „verstecken".

Cantella Asiatica – Indischer Wassernabel

Das Mittel kennen Sie schon von der Ergänzungspräparatliste. Studienergebnisse haben gezeigt, dass dieses Kraut (auch Gotu Kola genannt) nicht nur innerlich angewandt gegen Cellulite hilft, sondern auch äußerlich angewandt wirkt und in den Cellulitebereichen neues Kollagen bildet. Es wird auch behauptet, dass es die Fibroblasten stärkt und sie davor bewahrt, sich in diesen Gebieten abnorm zu verhalten. Außerdem wirkt es Harn treibend.

Retinol

Das ist ein Derivat des Entgifters Vitamin A_1 und wird hauptsächlich in Anti-Falten-Cremes benutzt. Es verstärkt die Zellerneuerung, was die Haut jugendlicher aussehen lässt, und erhöht die Kollagenproduktion. Die Elastizität der Haut soll nach sechs Monaten Anwendung um 10 % verbessert werden. Das befreit die Septen, löst die Haut über den hervorstehenden Fettzellen und reduziert den Noppeneffekt der Cellulite.

Zusatzstoffe

Die folgenden Inhaltsstoffe verstärken die Wirkung von jeder Creme zusätzlich.

Stacheliger Mäusedorn – *Ruscus aculeatus*

Dieses Kraut regt die Durchblutung zu den unteren Gliedmaßen an. Es wirkt leicht Harn treibend.

Koffein

Koffein ist ein Hauptbestandteil in Anti-Falten-Cremes und hilft dabei, das Fett aus den Fettlagern zu lösen. Denken Sie daran, dass Koffein Harn treibend wirkt und die Haut straffer und fester werden lässt, weil es ihr Wasser entzieht und auch das Fett angreift.

Rosskastanie – *Aesculus hippocastanum*

Sie stärkt den Blutfluss, die Venen und Kapillaren, bewahrt vor oder verringert die Wirkung von Krampfadern und bekämpft Wasseransammlungen.

Efeu – *Hedera helix*

Es reduziert die Flüssigkeitsansammlungen und macht die Oberschenkel geringfügig fester und dünner, ist aber sehr risikoreich für Allergiker. Wenn Sie empfindliche Haut haben, testen Sie die Wirkung an einer kleinen Stelle, bevor Sie die ganze Haut einreiben.

Menthol

Diesem kühlenden Gel wird nachgesagt, dass es den Kreislauf anregt. Außerdem verengt die Kühlung die Haut und macht so die Oberschenkel straffer und fester.

Die Anwendung von Cremes

Wenn Sie das beste Ergebnis erzielen wollen, müssen Sie den richtigen Zeitpunkt zum Eincremen wählen. Eine „Einmal am Tag"-Creme tragen Sie am besten abends auf, weil sich die Haut dann am besten regeneriert und aktivere Inhaltsstoffe besser einziehen und wirken können. Diese Nachtwirkung ist besonders wichtig für Wirkstoffe wie Retinol, weil diese bei Tageslicht zerstört werden. Um die Creme vor dem Abwaschen zu schützen, tragen Sie sie nach dem Bad oder nach der Dusche auf die getrocknete Haut auf, damit die Inhaltsstoffe ein Maximum an Zeit haben, um einzuziehen. Legen Sie die Creme dünn auf, mit nach oben streichenden Bewegungen – ähnlich wie bei der Mini-Lymphdrainage (s. S. 106).

Behandlungen im Schönheitssalon

Neben zahlreichen Schönheitsprodukten bieten Salons auch eine Fülle von Behandlungen an, die Cellulite heilen sollen. Bis auf eine bemerkenswerte Ausnahme machen diese die Orangenhaut nur weniger sichtbar oder straffen die Haut nur für kurze Zeit. Entscheiden Sie selbst, ob Sie die Behandlungen machen wollen. Sie sind nicht wirklich notwendig, um gute Ergebnisse zu erzielen, und kosten meistens viel Geld, bis man wirklich eine Wirkung sieht. Trotzdem: Hier kommen jetzt die beliebtesten und am meisten Erfolg versprechenden Behandlungsmethoden der Schönheitssalons.

Cellulite-Massage

Hier werden entwässernde Produkte oder Öle mit Massagetechniken kombiniert. Die meisten kennen Sie schon von der manuellen Lymphdrainage (s. S. 106). Richtig ausgeübt wird sich Ihre Haut nach der einstündigen Behandlung weicher anfühlen und einige Flüssigkeit aus dem Fettgewebe verschwunden sein. Häufige Anwendungen sollten auch die Stagnation der Lymphe beheben und ein Verschlimmern der Cellulite verhindern.

Gelwickel

Das therapeutische Gel wird auf Ihrem Körper verteilt, dann wickelt man Sie in eine Hitze hervorrufende Decke, damit Sie ins Schwitzen kommen. Die Inhaltsstoffe sind unterschiedlich, beliebt sind Algen und Schlamm, die vollgepackt mit Mineralien und damit negativ aufgeladen sind. Die Haut ist positiv geladen, deshalb werden die Mineralien in Ihre Haut gezogen, was einen Flüssigkeitsausgleich im Körper auslöst: Trockene Bereiche werden so geflutet und vollgesogene (wie die Orangenhaut) geben etwas von der unnötigen Flüssigkeit ab.

Gels auf Mentholbasis kühlen, straffen vorübergehend die Haut und regen die Durchblutung in den Hüften und Oberschenkeln an. Nach der Behandlung wird sich Ihre Haut fester anfühlen. Beide Gelarten reduzieren die Flüssigkeitsmenge. Wenn also die Ansammlung von Wasser Ihr Hauptproblem bei der Cellulite ist, werden sie helfen. Sie sollten sich dann aber wöchentlich „einpacken" lassen.

Achtung: Sollten Sie allergisch auf Schalentiere reagieren, verzichten Sie lieber auf Algenwickel, weil sie allergische Reaktionen auslösen können. Das gilt auch, wenn Sie Probleme mit der Schilddrüse haben.

Bandagen

Auch für Bandagen werden Algen- oder Mentholgels verwendet, aber hier packt Sie der Therapeut in enge Tücher oder Plastikbandagen, die dabei helfen, das Gewebe aufzubauen, und die Flüssigkeit zum Abfließen anregt. Mehr passiert jedoch nicht. Mancher Hersteller behauptet, dass man in einer Sitzung 7 cm Hautumfang verliert, aber das ist häufig so gerechnet, dass an 15 unterschiedlichen Stellen gemessen und auch die kleinsten Verluste addiert werden. Trotzdem: Sollte zu viel Flüssigkeit Ihr Hauptproblem sein, können regelmäßige Behandlungen zu einem merkbaren Unterschied führen.

Elektrobehandlung

Hier ist die Algenkur noch verfeinert worden, denn anstatt das Gel nur aufzutragen und in die Haut ziehen zu lassen, werden kleine Elektroden auf die Haut gesetzt, die sie auflädt, damit man die Produkte noch tiefer in die Haut bekommt. Einige Methoden arbeiten noch mit einer anderen Ladung, welche die Oberschenkelmuskeln „bewegt", während die Creme einwirkt, dabei Oberschenkel und Po strafft und liftet. Eine Behandlung macht schon einen Unterschied, eine ganze Serie wird die Muskeln sicher leicht liften und den Po straffen.

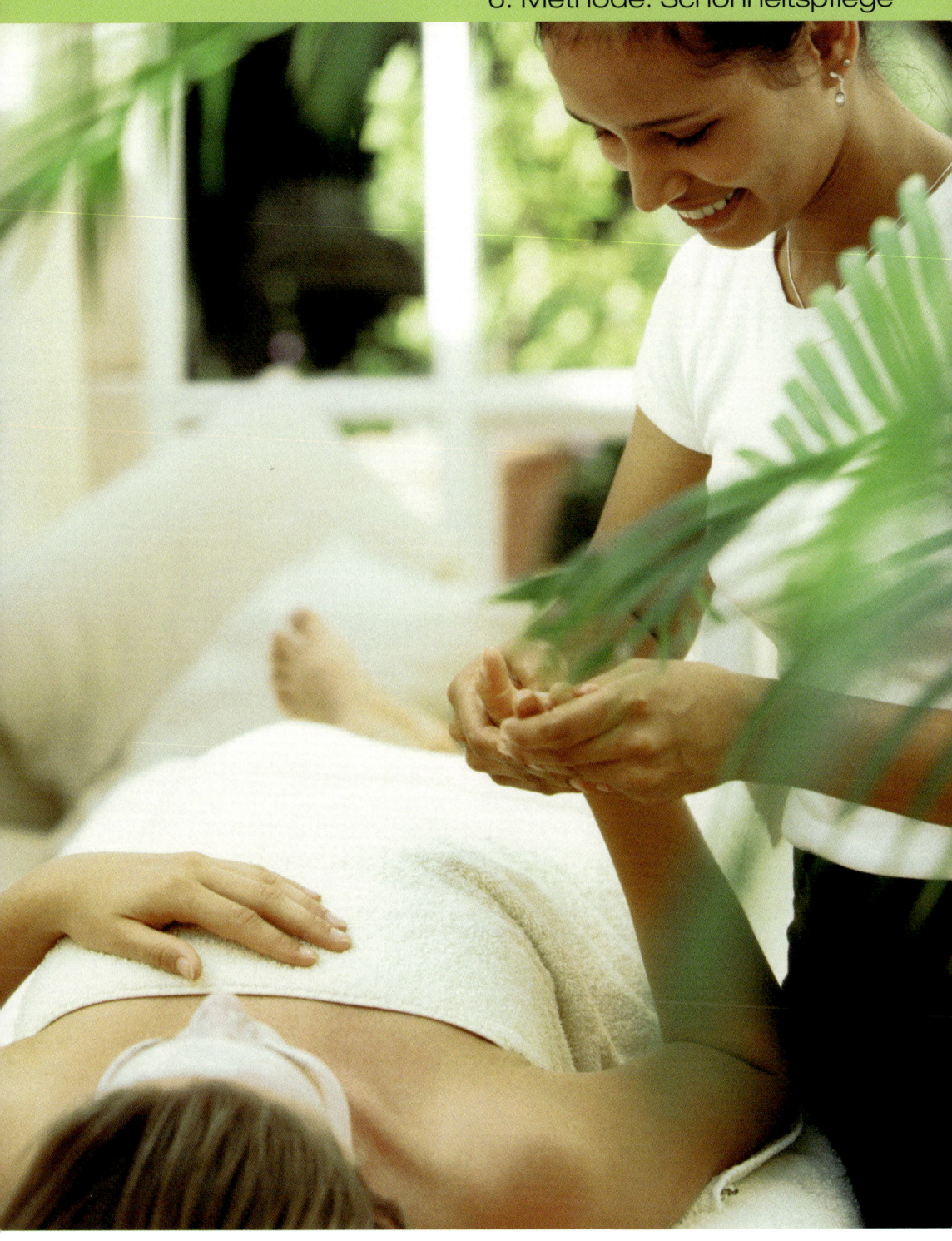

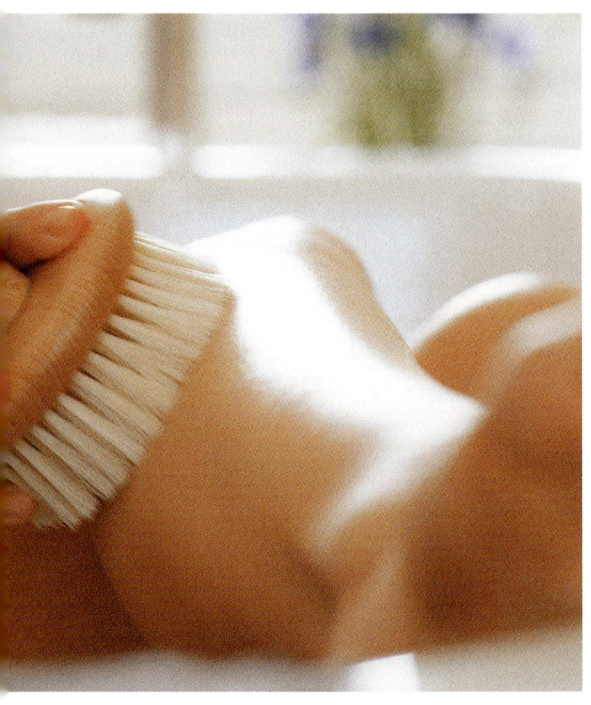

Mesotherapie

Zuerst wird genau analysiert, was die Ursache Ihrer Cellulite ist, um die Arzneimitteldosis zu ermitteln, die Ihnen dann sehr schnell unter die Haut gespritzt wird. Wenn z. B. ein schwacher Kreislauf dafür verantwortlich ist, wird ein Kreislaufanreger injiziert. Ist die Lymphe das Hauptproblem, wird ein Lymphaufbau- und ein Stärkungsmittel gespritzt. Manchmal fügt man auch Vitamin C zu, um die Kollagenproduktion anzuregen. Viele Patientinnen bekommen einen Heilmittelcocktail, der in der Regel aus natürlichen Produkten besteht wie z. B. Gotu Kola. Es wird empfohlen, sich 2 bis 3 Mal in der Woche über einen Zeitraum von 4 bis 8 Wochen hinweg behandeln zu lassen. Danach sollten Sie einmal im Jahr eine 4-wöchige Wiederholungsbehandlung anschließen. Fachleute behaupten, mit 4 bis 5 Behandlungen 40–50% der Cellulite reduzieren zu können, sogar ganz verschwinden zu lassen. Mesotherapie sollten Sie von einem Arzt ausführen lassen.

Kann Schönheitschirurgie helfen?

Im Moment heißt die Antwort darauf ganz klar: Nein. Beim Fettabsaugen wird das Fettgewebe aufgebrochen und abgesaugt, wodurch ausgesprochen gute Ergebnisse an Hüften, Oberschenkeln und Po erzielt werden. Es behandelt aber nicht die geschädigten Septen in den betroffenen Regionen, sorgt also nicht dafür, dass die Cellulite ganz verschwindet. Es wird zwar garantiert, dass sich an den behandelten Stellen kein Fett mehr ablagert, aber wenn Sie nicht auf Ihr Gewicht achten, wird es sich an anderen Stellen absetzen – vielleicht an Ihrem Bauch.

Aber: Gerade auf diesem Gebiet werden immer raffiniertere Techniken entwickelt und das Fettabsaugen wird mit anderen Schlüssellochtechniken kombiniert, die in dem zu behandelnden Gebiet das Gewebe schneiden. Gute Ergebnisse sieht man auch bei Patientinnen, die sich nach dem Fettabsaugen endermologisch behandeln ließen. Trotzdem: Bedenken Sie, dass jeder chirurgische Eingriff ein Risiko ist und nicht auf die leichte Schulter genommen werden sollte. Fettabsaugen sollte wirklich der letzte Schritt sein, um Cellulite oder andere Gewichtsprobleme zu behandeln.

Endermologie

Diese Behandlung wurde in den 1980er-Jahren in Frankreich entwickelt, bekam aber nur viel Pressewirbel, als die amerikanische Behörde für die Überwachung von Lebensmitteln und Arzneimitteln bestätigte, dass sie vorübergehend das Aussehen von Cellulite verbessert. Bei der Behandlung setzt man Massageköpfe ein, die die Fettzellen intensiv abrollen und ansaugen und sie so abbauen. Die Behandlung regt den Blut- und Lymphfluss an, sodass die abgebauten Fettzellen aus dem Körper transportiert und ausgeschieden werden. Was bei Endermologie tatsächlich anders ist: Die Rollen

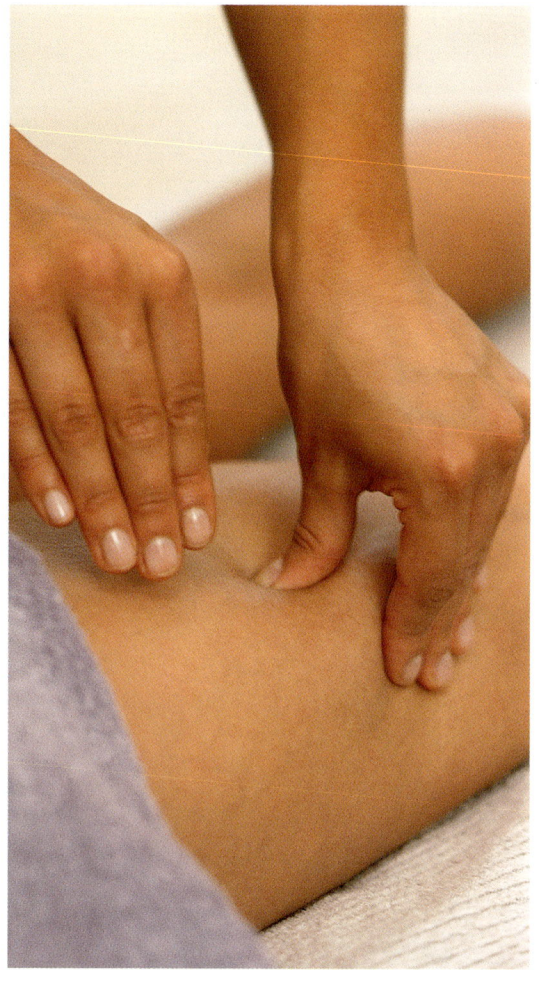

Ultraschall-Massage

Diese relativ neue Behandlungsmethode setzt Ultraschallwellen ein, um angeblich Fettzellen aufzubrechen und aufzulösen. Das frisch aufgelöste Fett wird dann an das Blut abgegeben und völlig harmlos aus dem Körper ausgeschieden. Die Technik wurde als Nebeneffekt einer neuen Fettabsaugmethode entdeckt, die Ultraschallwellen anstelle der üblichen manuellen Art zum Aufbrechen der Fettzellen einsetzte, weil man so die blauen Flecken reduzieren wollte. Beim Fettabsaugen wird das Fett ja tatsächlich aus dem Körper abgesaugt – manche fragen sich, wo es denn nach der Ultraschallbehandlung bleibt. Wird es erneut aufgenommen, ausgeschieden oder setzt es sich womöglich an den Innenwänden der Arterien ab? Hier müssen in den nächsten Jahren noch einige Versuche durchgeführt werden.

Was ist wann zu tun?

Behandlung	Zeitpunkt
Bodylotion	nach dem Bad oder der Dusche (nach einer Aromatherapie auf die Lotion verzichten)
Bräunungscreme	am 1. oder 2. Tag dieses Programms, dann jeden 3. bis 4. Tag
Anti-Cellulite-Creme	jede Nacht
Behandlungen im Schönheitssalon	einmal in der Woche oder wie es der behandelnde Arzt vorschlägt (wenn Sie es überhaupt wollen)

dehnen die Septen und verhindern damit, dass sie die Haut herunterziehen und die Noppen sichtbarer werden. Die Behandlung wirkt tatsächlich, wie ein Versuchsergebnis, das im Journal für Schönheitschirurgie veröffentlicht wurde, zeigt: Nach sieben Behandlungen hatten die teilnehmenden Frauen 1,3 cm an den Hüften verloren. Aber: Die Behandlung ist nicht billig und es wird ein Minimum von 10 Behandlungen und danach 1 bis 2 Mal im Jahr ein erneuter Behandlungszyklus empfohlen, um die Ergebnisse zu sichern.

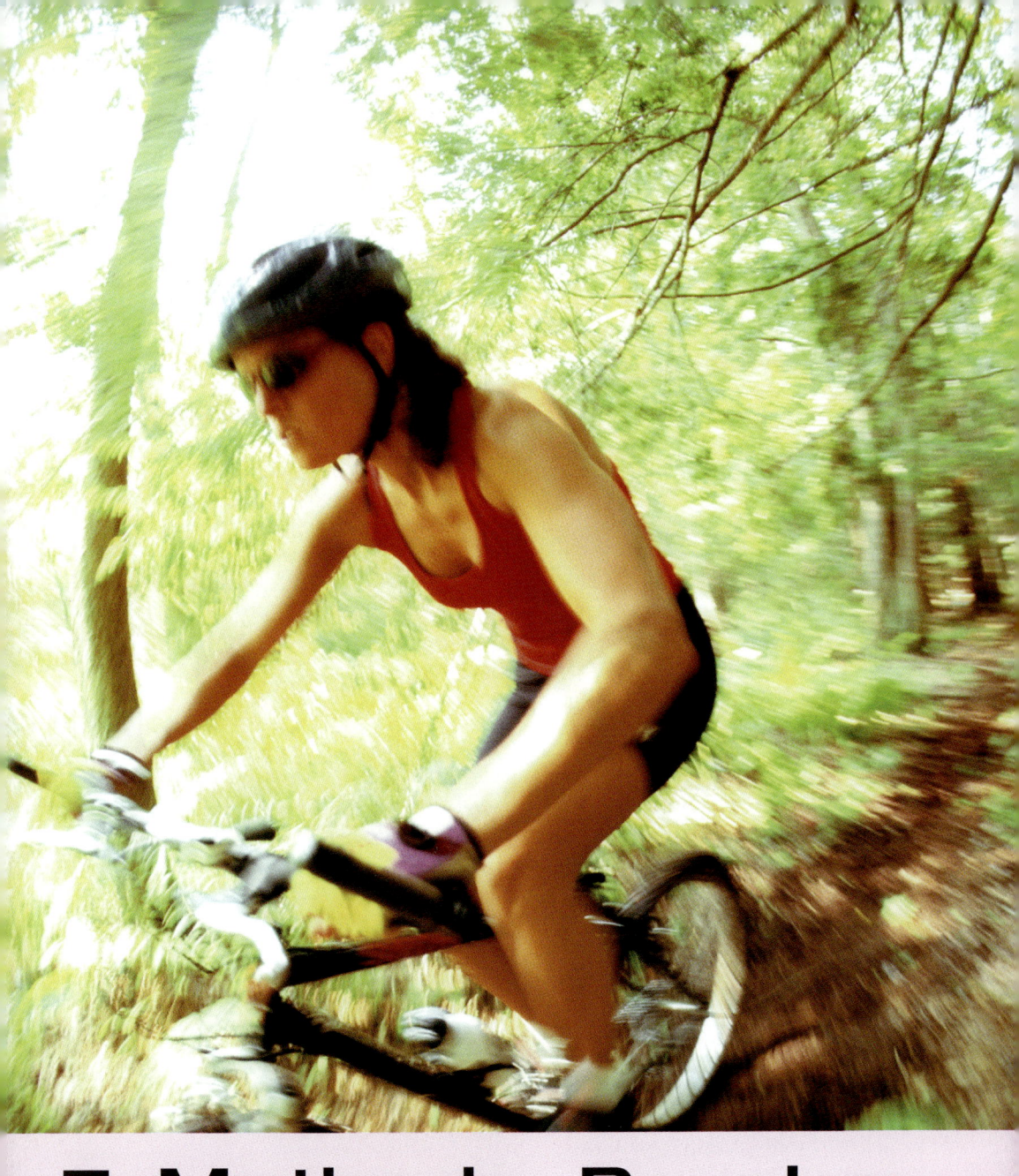

7. Methode: Psycho-logische Ratschläge

Bis jetzt haben wir uns mit den körperlichen Symptomen der Cellulite beschäftigt. In diesem Kapitel geht es jetzt um psychologische Tipps, die Ihnen bei einer mentalen Umgestaltung helfen können. Auch wenn Cellulite ein rein physisches Problem ist, wird Ihnen eine positive Grundeinstellung helfen, damit das ganze Unternehmen ein Erfolg wird. Nach Forschungsergebnissen des „US National Weight Registry" sagten 82 % der Teilnehmerinnen, die erfolgreich abnahmen, nachdem sie bei anderen Programmen gescheitert waren, dass der Grund für den jetzigen Erfolg darin lag, dass sie hoch motiviert und überzeugt von ihren neuen Verhaltensweisen waren. Das Gleiche gilt auch für das Sportprogramm – jeder Fitnesstrainer wird Ihnen bestätigen, dass der einzige Weg, ein neues Trainingsprogramm erfolgreich zu meistern, nur mit vollem Einsatz einhergeht. Für Sie wird es einfach sein, bei Ihrer Diät und beim Trainingsprogramm zu bleiben, und deshalb werden Sie Erfolg haben: Die psychologischen Tipps zeigen Ihnen, wie sie das schaffen werden.

Die Psychologie-Methode ist nicht nur eine kleine Aufmunterung. Es ist nachgewiesen, dass die Art, wie wir denken und wie sich unser Körper verhält, miteinander verbunden sind. Der Grund, warum wir häufiger krank werden, wenn wir uns gestresst fühlen, ist, dass lang andauernder Stress tatsächlich unser Immunsystem lahmlegt. Umgekehrt hindern die Glückshormone, die unser Körper beim Freuen produziert die Erkältungsviren daran, in unsere Zellen einzudringen und uns krank zu machen. Wenn wir diese Gedanken-Körper-Verbindung näher untersuchen, können wir nachvollziehen, warum viele Diätexperten davon überzeugt sind, dass unsere Art zu denken bestimmt, wie unser Körper auf Lebensmittel reagiert. Wenn wir uns dessen bewusst sind, kann das helfen, so viel wie möglich abzunehmen und Hungerattacken und Ausrutscher einzudämmen.

Viele Frauen haben ein negatives Bild von ihrem eigenen Körper. Dieses Problem wird hier auch angegangen. Es ist egal, wie viel Gewicht Sie verlieren oder wie stark sich Ihre Cellulite reduziert – wenn Sie immer noch ein schlechtes Bild von Ihrem Körper haben, werden Sie auch dann nicht glücklich werden. Wer Erfolg mit dem Programm haben will, wird genau hier etwas ändern müssen.

Inhalt

Positives Denken

Hier lernen Sie, Ihr Gehirn zu positivem Denken zu bewegen. Viele Psychologen sind davon überzeugt, dass unser Gehirn danach strebt, im Leben das zu erreichen, was es sich vorstellt. Deshalb ist es wichtig, dass Sie die richtigen Botschaften abschicken.

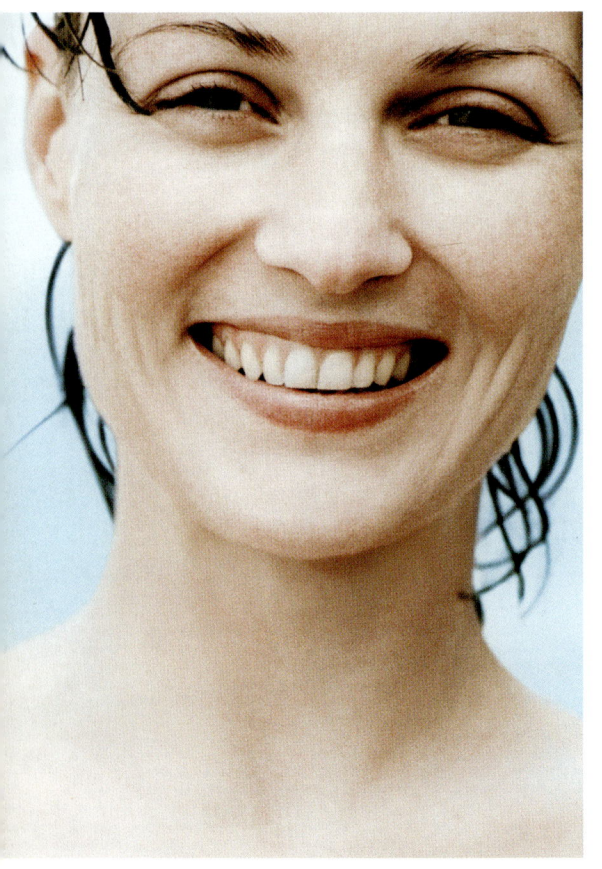

Wie oft schon haben Sie vor dem Spiegel gestanden und gedacht „Mensch, bin ich dick!" oder sogar „Ich seh' ja schrecklich aus!". Viele Psychologen glauben, dass durch solche Sätze das Gehirn den Befehl bekommt, genau diese Botschaft auszuführen. Es kann auch nicht zwischen positiven und negativen Fragen unterscheiden. Wenn Sie sich fragen „Werde ich denn diese blöde Cellulite niemals los?", antwortet es mit „Nein, wirst Du nicht!". Selbst wenn Sie sagen „Ich werde bei dem Anti-Cellulite-Programm nicht versagen!" oder „Ich werde nicht aufgeben!" reagiert Ihr Gehirn erst einmal negativ und hört „Ich werde versagen!" oder „Ich gebe auf!". So wird es nie in der Lage sein, gesunde Entscheidungen zu treffen oder Sie auch noch nach der ersten Woche weiter zu motivieren.

Außerdem sind negative Gefühle äußerst stressig, und lang anhaltender Stress kann auch ein Auslöser für Cellulite sein, weil er den Cortisolspiegel erhöht (Cortisol ist ein Fett speicherndes Hormon). Kurzfristiger Stress kann genauso Probleme bereiten: Wenn Sie sich z. B. Vorwürfe machen, weil Sie die Diät nicht eingehalten und etwas Süßes gegessen haben und nicht aufhören können, sich deshalb ein schlechtes Gewissen zu machen, dann setzen Sie sich selbst unter Druck. Dadurch werden jede Menge Chemikalien in unserem Körper freigesetzt (wie z. B. Cortisol), die dafür sorgen, dass sich die Nahrung in Fett verwandelt und nicht als Kalorien verbrannt wird.

Negative Gefühle verunsichern uns, weil sie Einfluss auf das Glückshormon Serotonin haben, das unser Gemütssystem, den Schlafrhythmus, den Sexualtrieb und die Körpertemperatur regelt. Einen zu niedrigen Serotoninspiegel kann man am schnellsten durch süße oder stärkehaltige Nahrung anheben. Durch negatives Denken könnten wir folglich Hungerattacken auslösen und schneller die Diät abbrechen.

Negatives Denken durchbrechen

Wie kann man also dieser negativen Denkfalle entkommen und positives Denken lernen? Der einfachste Weg sind Bestätigungen: Wiederholen Sie jeden Tag, was Sie erreichen wollen und wie Sie das schaffen werden. Formulieren Sie es positiv: „Heute werde ich meine Cellulite bekämpfen!". Dann sagen Sie, wie das geschieht: „Meinen 30-minütigen Weg werde ich heute schneller als sonst gehen! Ich werde fünf unterschiedliche Frucht- und Gemüsesorten essen und mich mit einer richtig guten Aromatherapie verwöhnen!" Sagen Sie das 3 Mal, oder noch besser, schreiben Sie es 3 Mal auf und machen Sie den ersten Schritt, dieses Ziel zu erreichen: Essen Sie eine Banane oder machen Sie einen Massagetermin aus. Denken Sie immer daran, Ihre Sätze nicht negativ zu formulieren, weil diese Ihr Gehirn nicht anregen, Ihnen zu helfen.

Das ist noch nicht alles: Am Ende des Tages bestätigen Sie sich, was Sie erreicht haben. Schauen Sie nach, was Sie sich vorgenommen haben, und haken Sie alles ab, was Sie umsetzen konnten. Wenn etwas nicht geschafft wurde, ärgern Sie sich nicht darüber, sondern überlegen Sie, woran es gelegen hat und wie Sie es beim nächsten Mal anders machen könnten. Beispiel: Wenn Sie in der Mittagspause walken wollten und es den ganzen Tag geregnet hat, dann nehmen Sie sich in so einer Situation vielleicht vor, stattdessen Treppen hoch und runter zu steigen. Je mehr Lösungen Ihnen einfallen, desto erfolgreicher werden Sie sein.

Kulturelle Auswirkungen

Die meisten Menschen sind erzogen worden, negativ zu denken. Das wird in vielen Kulturen mehr akzeptiert als gut über sich zu denken, weil das oft als prahlerisch und unschön angesehen wird. Geschätzt wird, dass wir bis zu unserem 18. Lebensjahr ungefähr 25 000 Mal gelobt (meistens bevor wir 3 Jahre alt waren), aber 225 000 Mal getadelt worden sind.

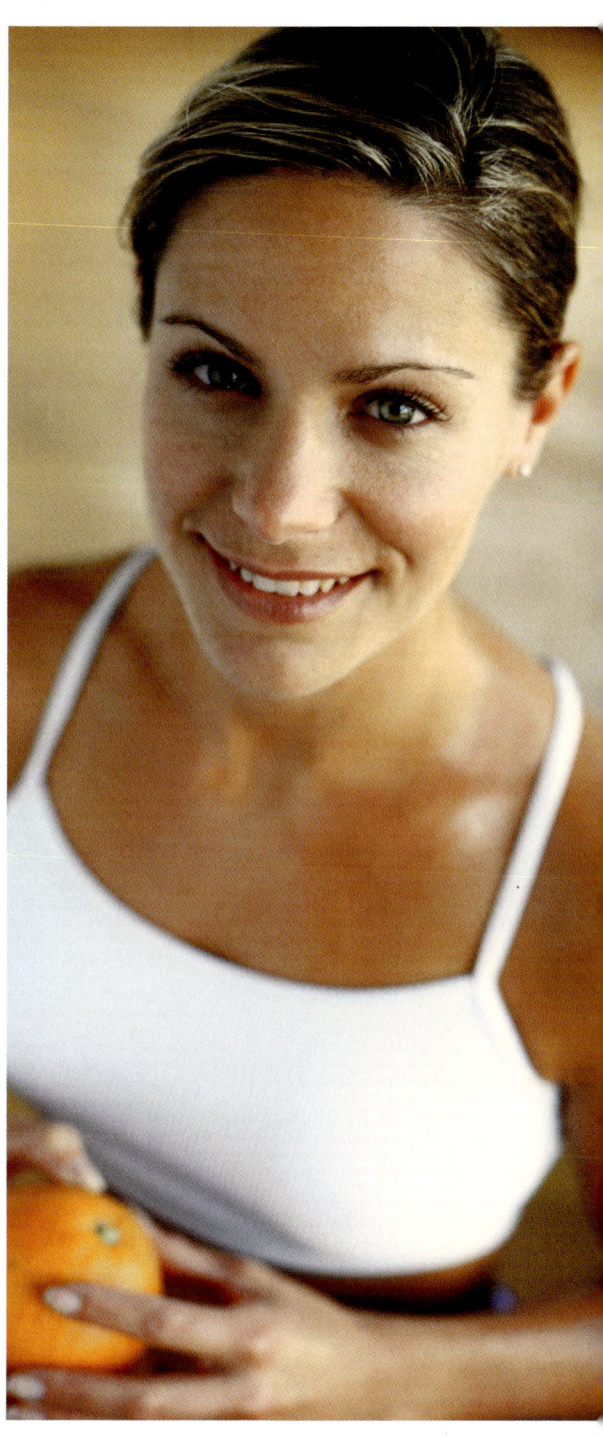

Das Bild vom eigenen Körper

Es wird Ihnen schwerfallen, positiv denken zu lernen, wenn Sie jedes Mal beim In-den-Spiegel-Schauen kritisch über sich urteilen: Ich bin zu dick, ich schaffe das nie, ich bin ein hoffnungsloser Fall. Der Unterschied zwischen dem „Ich-bin-dick-Denken" (egal ob es stimmt oder nicht) und dem Wissen, dass man zwar ein paar Pfunde zu viel hat, sich aber deshalb nicht immer sofort bestraft, ist absolut entscheidend dafür, ob Sie mit diesem Programm oder anderen Vorhaben Erfolg haben werden.

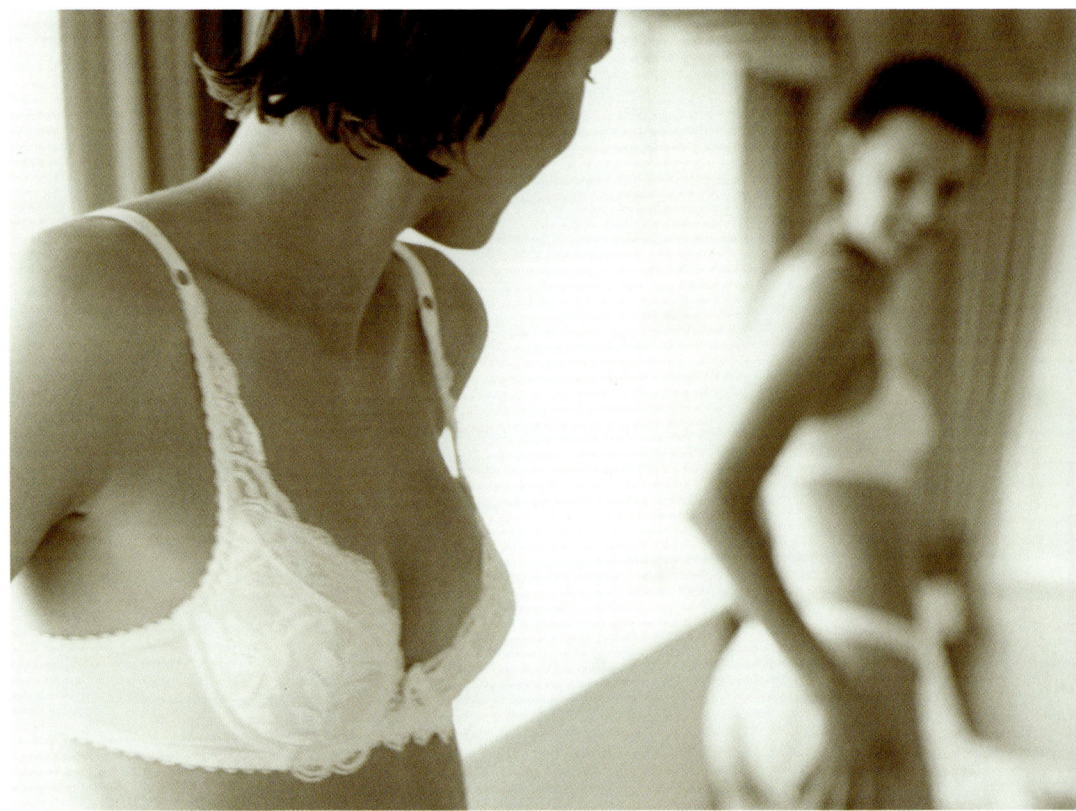

Bevor Sie abnehmen, müssen Sie anfangen, ein gesundes Selbstbild von sich zu entwerfen. Wenn das nicht passiert, können Sie noch so viel abnehmen oder Ihre Cellulite verbessern, Sie werden nie mit sich zufrieden sein. Immer werden Sie irgendetwas an sich entdecken, das Sie nicht akzeptieren

können, selbst wenn Sie 80 % Ihrer Noppen verloren haben und wunderbar schlank und fit sind. Sie mögen dann vielleicht mit den Oberschenkeln zufrieden sein, aber der Bauch ...! Und Ihre ganze Freude über Ihren Erfolg wird auf der Stelle verschwinden. Glauben Sie nicht, dass Sie mit dieser

Stellen Sie Ihr Denken um

1. Überlegen Sie, was der Auslöser ist: Die meisten Menschen, die ein schlechtes Bild von ihrem Körper haben, haben es von außen übernommen. Vielleicht ist es Ihnen in der Schule immer wieder gesagt worden oder Ihre Eltern haben Sie als Kind immer „Pummelchen" genannt. Erinnern Sie sich, suchen Sie nach dem Auslöser und forschen Sie nach, ob es heute auch noch auf Sie zutrifft. In 9 von 10 Fällen stimmt es nicht mehr.

2. Bringen Sie die Stimme zum Schweigen. Wenn ein Kollege Sie jedes Mal, wenn Sie sich sehen, kritisieren würde, würden Sie ihm doch auch sagen, dass er damit aufhören soll oder Sie achten nicht mehr darauf. Warum hören Sie also auf sich? Wenn Sie sich also wieder mal als zu dick beschimpfen, fangen Sie an zu summen, telefonieren Sie oder machen Sie ein paar Sit-ups und bringen Sie sich auf andere Gedanken.

3. Stellen Sie sich jeden Tag zwei Minuten lang vor den Spiegel und betrachten Sie sich – viele Menschen, die ihr Aussehen hassen, schauen sich nie an. Nach und nach werden Sie sich gegenüber neutraler und werden sich nicht jedes Mal verurteilen, wenn Sie sich irgendwo im Spiegel sehen.

4. Entsorgen Sie die Garderobe, die Sie getragen haben, als Sie besonders schlank waren. Alles, was nicht mehr passt, wird entweder verkauft oder gespendet, denn immer, wenn Sie die Sachen im Schrank sehen, werden Sie daran erinnert, dass Sie nicht mehr so dünn wie früher sind, und sich als Versagerin fühlen – obwohl Sie in Wirklichkeit eine ganz normale Figur haben.

5. Zwingen Sie sich zum Sport. Forschungen an der Universität von Süd-Florida ergaben, dass schon nach sechs Wochen Sport das Körpergefühl entschieden gestärkt war – nicht, weil sich die Körperformen verbessert hatten, sondern weil sich die Frauen danach beurteilten, was sie erreichen konnten, und nicht nach dem, wie sie aussahen.

6. Probieren Sie Bachblüten oder australische Buschessenzen aus, die mit der Heilkraft der Blumen mentales Leid beschwichtigen. Vielleicht helfen Sie Ihnen.

7. Schauen Sie sich andere Frauen an. Wir orientieren uns oft an Models oder Frauenfiguren aus dem Fernsehen – die sind aber nicht die Norm. Betrachten Sie lieber die Frauen im Fitnessstudio, am Strand usw. – und Sie werden bald feststellen, dass es uns in allen Größen und Formen gibt, und dass keine perfekt ist.

negativen Einstellung das Ergebnis nach den sechs Wochen aufrechterhalten können. Ihr Scheitern ist dann vorprogrammiert!

Verändern Sie Ihr Bild von sich

Wenn Sie einmal in diesem Erfolg-Misserfolg-Kreislauf sind, wird es schwer sein, Ihren Körper zu verändern. Jedes Mal, wenn Sie eine Diät oder mit einem Fitnessprogramm anfangen, vermuten Sie (oft unbewusst) schon von vorneweg, dass es doch nichts bringt. Das macht es umso schwerer, mit einer positiven Einstellung anzufangen, die Sie unbedingt brauchen.

Dieses schlechte Bild vom eigenen Körper loszuwerden ist absolut wichtig für den Erfolg, aber die Veränderung geschieht nicht über Nacht. Wenn man schon so lange negativ über sich gedacht hat, dauert es eine Weile, bis sich die Einstellung ändert. Dafür gibt es eben die verschiedenen Techniken, die Sie in den nächsten sechs Wochen auf diesem Weg begleiten werden. Wenden Sie einfach immer mindestens eine, vielleicht auch mehrere der oben genannten Techniken pro Tag an – oder immer, wenn Sie diese sonst brauchen.

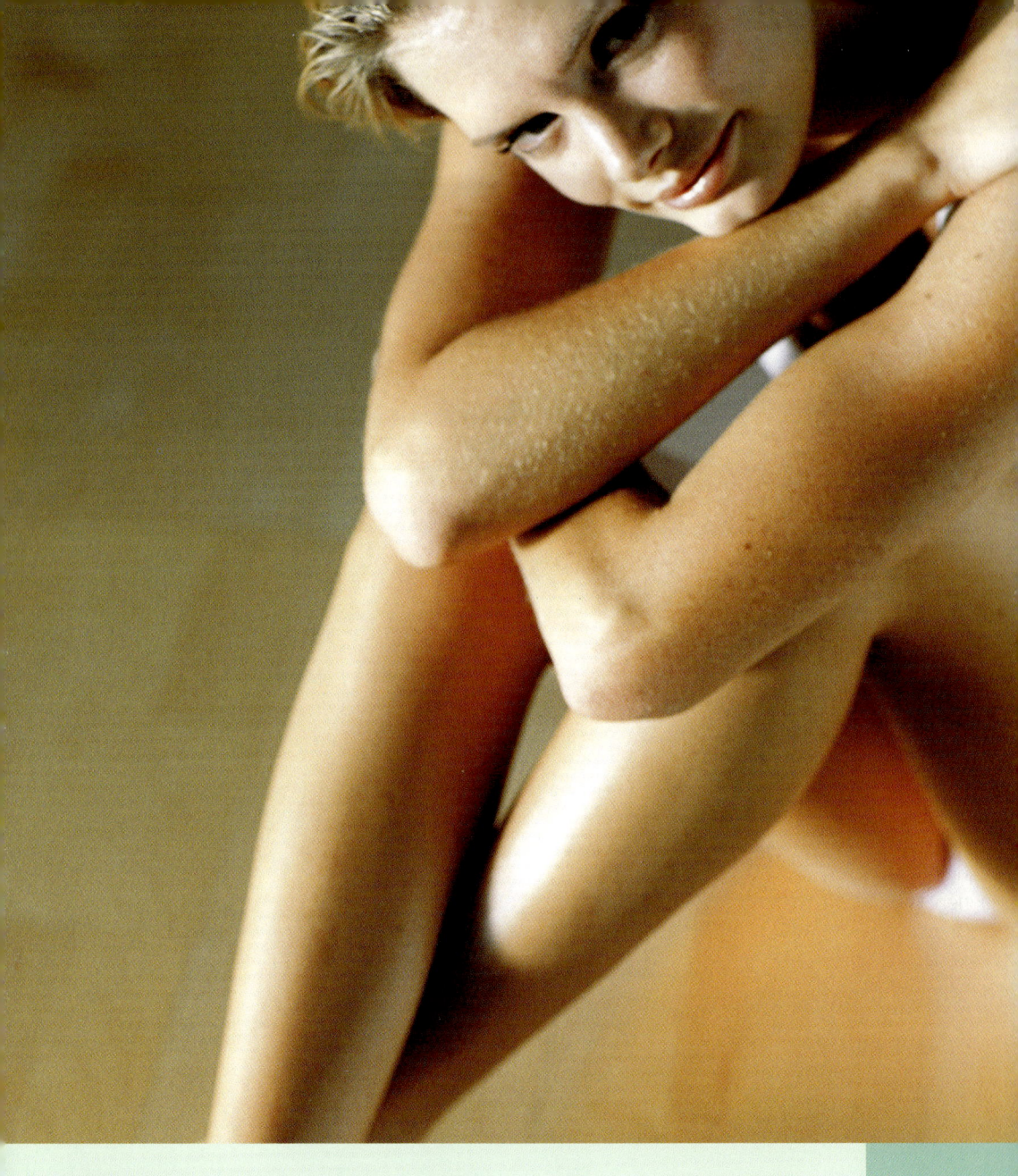

Ein cellulitefreies
Leben führen

Egal, ob Sie das Programm sechs Wochen oder sechs Monate durchgeführt haben, am Ende sollten Sie das Ergebnis, das Sie wollten, erreicht haben. Wenn Sie Ihre extrem glatte Haut so behalten möchten, müssen Sie jetzt noch wissen, wie Sie das schaffen können. Wir wissen ja, dass manche Umstände unseres modernen Lebensstils unausweichlich zu Cellulite führen. Wenn Sie also neue Wege gehen wollen, müssen Sie Ihr Leben so verändern, dass genau diese Elemente weniger Schaden anrichten.

Sie haben jetzt mindestens sechs Wochen lang das Programm durchgeführt und nach und nach ist ein „richtiges Verhalten" zur Gewohnheit geworden – Ihr Gehirn findet Ihren neuen Lebensstil nicht mehr seltsam, sondern normal. Sollten Sie jetzt zum Fastfood-Essen zurückkehren und abends wieder auf dem Sofa liegen, anstatt zu walken oder spazierenzugehen, wird Ihr Gehirn diese Angewohnheit genauso befremdlich finden wie die positiven Veränderungen damals, als Ihr Programm anfing. Diese gute Neuigkeit sollten Sie zu Ihrem eigenen Vorteil nutzen und gesunde Ernährung und Sport zu einem Teil Ihres Lebens machen. Das heißt ja nicht, dass Sie nie wieder Nudeln essen, mit Ihren Freundinnen Party machen oder sich einen faulen Sonntag gönnen können. Alles im Leben strebt nach einem guten Gleichgewicht, und richtig mit Cellulite umzugehen bildet da keine Ausnahme.

In diesem Kapitel erfahren Sie mehr über diese Balance. Wir werden erforschen, was Sie essen können, um sicher zu gehen, dass Ihre Ernährung alle Vorteile des Anti-Cellulite-Programms enthält, ohne Brot, Zucker oder Fett zu streichen, welche Sportübungen Sie brauchen, um Ihre Figur zu halten und um mit dem geringsten Aufwand die besten Ergebnisse zu erreichen. Außerdem zeigt es eine Reihe von Möglichkeiten, sich der Cellulite gegenüber wohlwollend zu verhalten, wovon Sie körperlichen, seelischen und kosmetischen Nutzen haben werden. Kurz gesagt: Sie werden es für eine ganze Weile genießen, in den Spiegel zu sehen.

Inhalt

Richtig essen

Ihre wichtigste Aufgabe wird sein, sich an eine cellulitefreundliche Nahrung zu gewöhnen, um die Noppen in Schach zu halten. Das geschieht in drei Schritten.

1. Behalten Sie Ihr Gewicht im Auge und vermeiden Sie, Essen in sich hineinzuschlingen

Das Gewicht zu halten, kann verzwickt sein: Sobald Sie anfangen, wieder wie früher zu essen, nehmen Sie plötzlich wieder zu. Da Sie bei der Diät-Methode ja nichts entbehren, werden Sie danach sehr wahrscheinlich nicht anfangen, etwas in sich hineinzuschlingen. Selbst wenn Sie mal groß zum Essen gehen – wunderbar: Genießen Sie es, solange Sie danach wieder auf Ihre gesunde Ernährung achten.

Achtung: Weil Sie jetzt weniger wiegen, brauchen Sie auch nicht mehr so viele Kalorien, um so schlank zu bleiben. Damit sich die Pfunde nicht wieder nach und nach anschleichen, erstellen Sie sich eine neue Kalorientabelle passend zu Ihrem jetzigen Gewicht. Wissen Sie noch, wie es geht? Wenn nicht, schauen Sie einfach noch einmal auf S. 29 nach. Die Zahl, die jetzt bei der Berechnung herauskommt, ist die Kalorienmenge, die Sie ohne Gefahr essen können. Sie können sogar noch ein paar mehr vertragen, wenn Sie weiter Sport treiben.

Streben Sie an, diese Menge ungefähr sieben Tage zu halten und nicht jeden Tag „mit sich abzurechnen". So können Sie es sich zwischendurch gönnen, auch mal außer Haus zu essen, wo Sie nicht auf die Kalorienanzahl achten wollen, haben aber danach ein paar Tage Zeit, diese „Sünde" wieder auszugleichen und müssen nicht am nächsten Tag hungern, was oft der Auslöser für das Reinschlingen ist. Noch etwas: Wiegen Sie sich einmal im Monat und setzen Sie sich ein absolutes Limit von 1–2 kg an Gewichtszunahme. Sollten Sie darüber kommen, schrauben Sie Ihre Kalorienanzahl zurück und steigern Sie Ihr Sportprogramm, bis Sie diese Pfunde wieder verloren haben.

2. Kontrollieren Sie, wie viel Sie trinken, und beugen Sie einem Flüssigkeitsstau vor

Denken Sie daran, dass es nicht allein Fett ist, das die Kammern füllt, sondern auch Flüssigkeit. Wenn jetzt salziges Essen nicht mehr aus dem Speiseplan verbannt ist, sollten Sie darauf achten, Ihr Essen nicht zu stark zu salzen. Am besten wäre es, nicht mehr als 5 g Natrium am Tag zu sich zu nehmen. Sonst essen Sie mehr kaliumhaltige Nahrung (wie Bananen, Birnen, Weintrauben, Lauch und Kohl), die den Natriumspiegel in Ihrem Körper ausgleicht.

Sehr wahrscheinlich möchten Sie nach den sechs Wochen auch wieder Weizen essen. Selbst wenn Sie vorher eine leichte Weizenunverträglichkeit hatten, wird Ihr Körper nach dieser Pause weniger sensibel darauf reagieren. Deshalb können Sie in Maßen Weizenprodukte wieder auf den Speiseplan setzen, erst jeden zweiten Tag, später ruhig einmal oder sogar zweimal am Tag, wenn Sie es überhaupt wollen. Achten Sie dann auf Ihren Körper: Verändert sich dadurch Ihre Darmtätigkeit, haben Sie Verstopfung oder nehmen Sie zu, obwohl Sie auf die Kalorienmenge achten? Bekommen Sie Kopfschmerzen oder sind Sie eher müde als vorher? Wenn ja, dann reduzieren Sie die Weizenmenge wieder, denn dann haben Sie sehr wahrscheinlich eine Weizenunverträglichkeit und sollten bei einer Weizenmahlzeit am Tag oder sogar in der Woche bleiben.

Die einfachste Art, einer Flüssigkeitsansammlung vorzubeugen, ist, weiter acht Gläser Wasser am Tag zu trinken, die Ihnen helfen, die Nährwerte gut im Körper zu verteilen und die Zellen in Form zu halten.

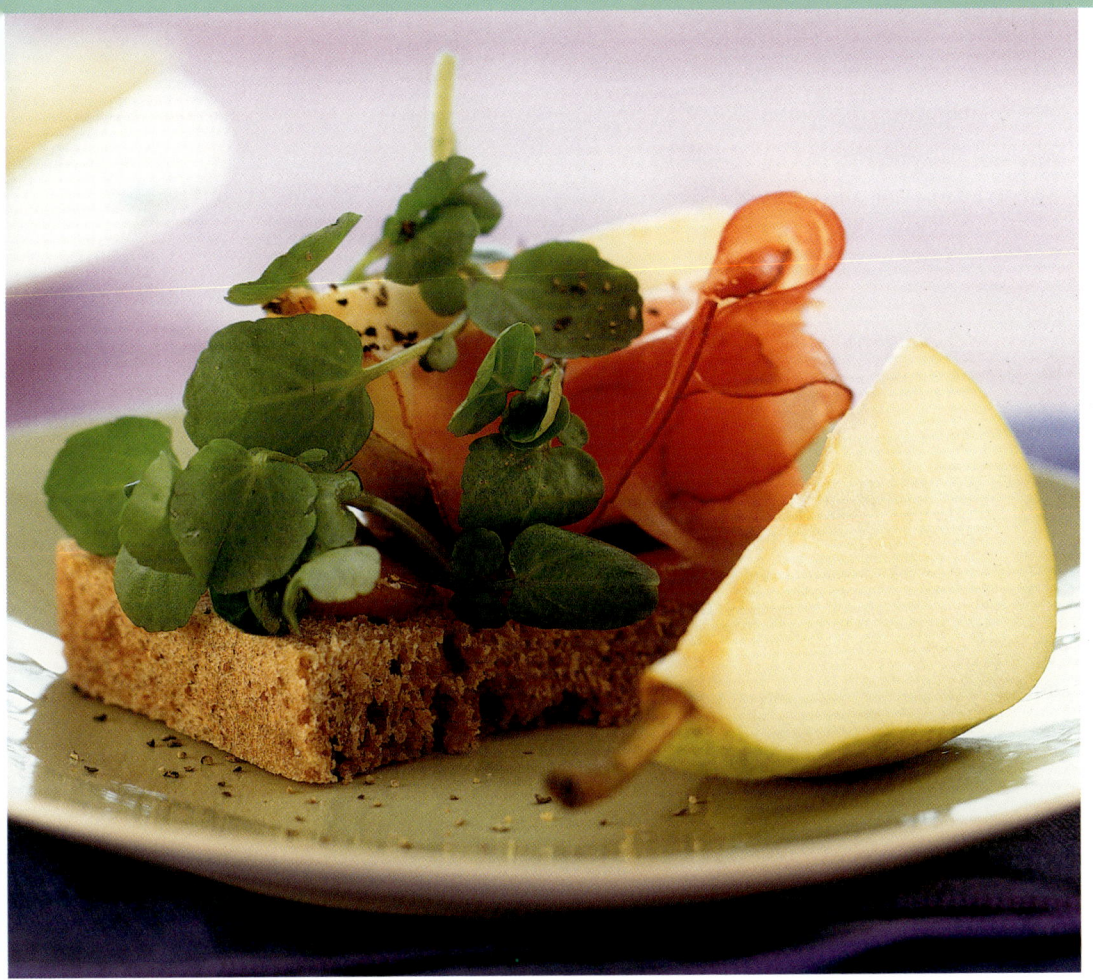

3. Bekämpfen Sie weiter Freie Radikale, um den Schaden, den sie auslösen, einzudämmen

Jetzt haben Sie Ihr Gewicht und Ihre Flüssigkeitsmenge unter Kontrolle und können nun an den schlimmsten „Feind" gehen: Freie Radikale. Essen Sie weiter entgiftende Nahrungsmittel und jeden Tag entweder fünf Frucht- oder Gemüsesorten, weil die ja erwiesenermaßen den Schaden der Freien Radikale bekämpfen.

Versuchen Sie weiter, so wenig Zucker wie möglich zu essen – mit 40 g am Tag sind Sie auf der sicheren Seite. Lesen Sie also Etiketten sehr sorgfältig. Sollten Sie an einem Tag einmal zu viel Zucker gegessen haben, gleichen Sie das aus, indem Sie über mehrere Tage hinweg Brokkoli essen. Er enthält Alpha-Lipoide, die dem Schaden entgegenwirken.

Essen Sie so wenig Fett wie möglich. Es sollte nicht mehr als 30 % Ihrer täglichen Kalorienmenge ausmachen, davon nicht mehr als 10 % gesättigte Fette, die in Butter, Fettgebackenem, Schokolade und fettigen Fleischrändern vorkommen. Noch einmal: Denken Sie auch hier wieder in wöchentlichen Zeitfenstern, um Ihr Ziel leichter erreichbar zu halten.

Sport treiben

Hoffentlich haben die sechs Wochen Sport Sie davon überzeugt, wie gut Ihnen das tut und wie wohl Sie sich danach fühlen. Wenn ja, dann bleiben Sie bitte dabei und bekämpfen Sie so weiterhin Ihre Cellulite. Oder war es bei Ihnen anders?

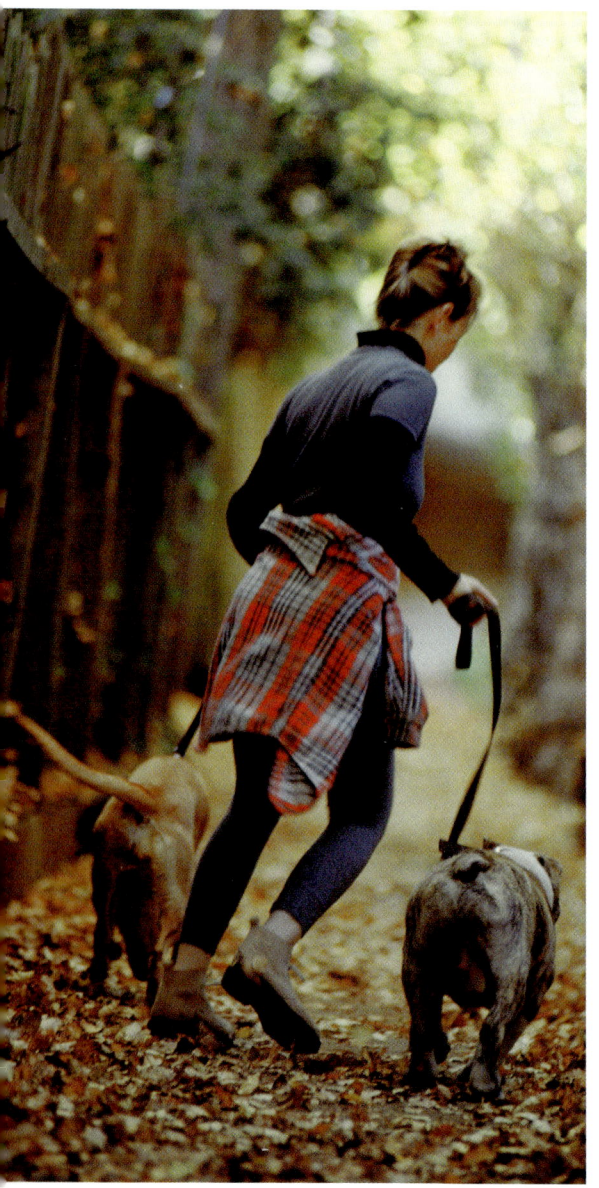

Es kann ja sein, dass Sie die ganze Zeit über nicht so viel Freude an den ganzen Übungen hatten. Versuchen Sie trotzdem, drei dreißigminütige Sportarten in der Woche zu betreiben, z. B. Walken, Treppen steigen, Gartenarbeit oder Tanzen und zwei Mal in der Woche das Muskeltonusprogramm auszuüben, um Ihre Durchblutung, die Muskelmasse und die Kalorienverbrennung in Gang zu halten. Überprüfen Sie zwischendurch auch einmal Ihre Haltung, um die Abduktormuskeln fit zu halten und einen freien Lymphfluss zu gewährleisten.

Für Abwechslung sorgen

Egal auf welchem Level Sie mit den Sportübungen fortfahren, es ist immer gut, wenn man sie ein wenig verändert, weil sich unser Körper nach sechs Wochen daran gewöhnt hat. Es kann jetzt passieren, dass Sie nach und nach nicht mehr so viel abnehmen. Ändern Sie dann einfach ein paar Übungen in Ihrem Sportprogramm oder das Tempo: alle 2 bis 3 Minuten bewegen Sie sich dann schneller oder intensiver. Auch in Ihrem Muskeltonusprogramm sollte Einiges umgestellt werden: Erhöhen Sie die Gewichte, wiederholen Sie die Übungen öfter oder arbeiten Sie mit der Stoppuhr. Machen Sie in einer Minute so viele Übungen, wie Sie können, und versuchen Sie, das beim nächsten Mal zu toppen. Alle sechs Wochen wechseln Sie erneut etwas in Ihrem Programm oder fangen mit einer anderen Sportart an. Denken Sie daran: Je mehr Sie Ihren Körper herausfordern, desto länger wird er darauf in Ihrem Sinn reagieren.

Auf die Haut achtgeben

Wir wissen aus dem Kapitel Schönheitspflege, wie Sie Cellulite bekämpfen können, indem Sie Ihre Haut gesund halten. Jetzt können Sie mit den wöchentlichen Massagen und hydro-therapeutischen Bädern wieder aufhören, aber mit den Bürstenmassagen und den Feuchtig-keitscremes machen Sie bitte weiter.

Das Beste, was Sie für Ihre Haut und damit für die Cellulite tun können, ist ein neuer Umgang mit der Sonne. Durch Sonnenstrahlen werden Kollagen- und Elastinfasern, die ja helfen, die Haut zu straffen, massiv beschädigt, wodurch sich die Septen ver-kürzen und straffen. So werden die restlichen Fett-pölsterchen und Noppen, die Sie jetzt noch haben könnten, bemerkbarer. 80 % dieses Schadens ent-steht allerdings, bis wir 18 sind, es braucht nur 15 bis 20 Jahre, bis er sichtbar wird, was nicht bedeutet, dass damit alles verloren ist. Wenn Sie heute damit anfangen, Sonnencreme aufzutragen, und zwar jedes Mal, wenn Sie in die Sonne gehen, können Sie tatsächlich den Schaden wieder behe-ben. Nach Studien von Dr. Lorraine Kligman von der Universität Pennsylvania produziert die Haut sogar neues Kollagen, wenn wir jeden Tag Sonnen-creme auftragen.

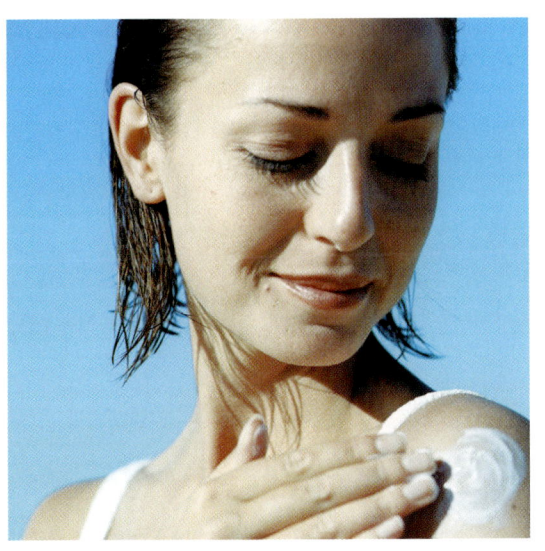

Sonnenschutz wirksam nutzen

Forschungen haben gezeigt, dass die meisten Menschen die Sonnencremes nicht richtig benut-zen. Wenn Sie ein cellulitefreies Leben führen wol-len, befolgen Sie diese fünf Regeln:

1. Wählen Sie eine Sonnencreme, die einen Sonnenschutzfaktor von mindestens 15 hat und die sowohl vor UVA- als auch vor UVB-Strahlen schützt.

2. Legen Sie genug Sonnencreme auf, sonst wird der Schutz reduziert. Sie brauchen ein Schnaps-glas voll für den Körper und einen Teelöffel voll für Ihr Gesicht.

3. Cremen Sie sich ein, bevor Sie das Haus verlassen, weil die Creme 20 bis 30 Minuten braucht, um in die Haut zu ziehen.

4. Wiederholen Sie das Eincremen alle 60 bis 90 Minuten oder nachdem Sie sich nach dem Baden abgetrocknet haben. Wasserfeste Son-nencremes halten das Schwimmen aus, aber nicht das Abtrocknen danach.

5. Bleiben Sie nie länger in der Sonne, als es der Schutzfaktor erlaubt. Wenn Sie normaler-weise nach 10 Minuten in der Sonne einen Sonnenbrand haben, bedeutet ein Schutzfak-tor 15, dass Sie 150 Minuten in der Sonne bleiben können. Ein erneutes Auftragen bringt nicht viel mehr.

Schlechte Angewohnheiten loswerden

Wir wissen jetzt, wie nach den sechs Wochen Cellulite auslösende Nahrung wieder sicher in unser Ernährungsprogramm eingebaut werden kann. Jetzt kümmern wir uns um Leidenschaften wie Koffein, Alkohol und Zigaretten.

Koffein

Kaffee war ja nicht ganz aus dem Diätplan gebannt. Der Kaffeekonsum sollte nur auf 2 bis 3 Tassen am Tag heruntergeschraubt werden. Wenn Sie die Cellulite geheilt haben, können Sie die Dosis auf 3 bis 4 Tassen am Tag erhöhen, diese Menge ist nicht gesundheitsschädlich. Trinken Sie nicht mehr – hohe Koffeinmengen sind nicht nur schlecht für Cellulite, sie erhöhen (neben anderen Gesundheitsproblemen) auch den Blutdruck und reduzieren die Fruchtbarkeit.

Alkohol

Während der Diätzeit war ein Glas Alkohol am Tag erlaubt. Selbst wenn Sie jetzt zwei Gläser am Tag

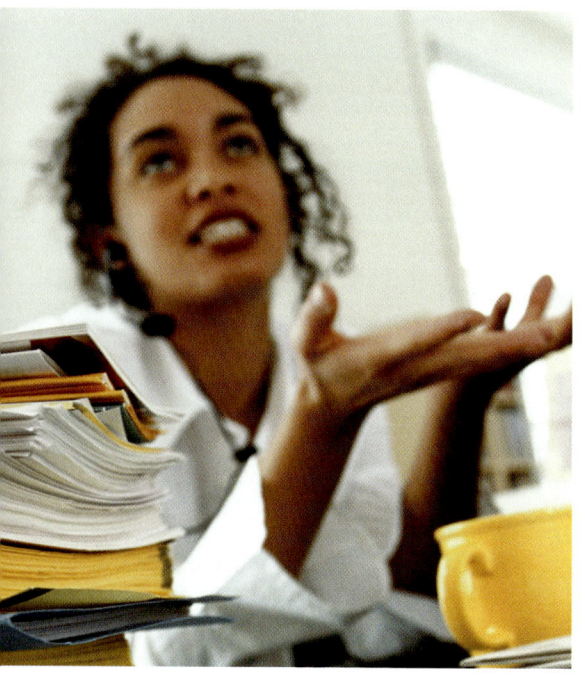

trinken, liegen Sie damit immer noch unter der von der Weltgesundheitsorganisation empfohlenen Grenze für Frauen. Bleiben Sie bei diesen zwei Gläsern. Alkohol erhöht den Appetit und könnte Sie dazu verführen, mehr fett- und zuckerhaltige Produkte zu essen. Zu viel Alkohol senkt außerdem den Kreislauf und kann die Lymphe überladen.

Zigaretten

Mit dem Rauchen aufhören – darüber haben wir eigentlich noch gar nicht richtig gesprochen. Vielleicht wäre es zu entmutigend gewesen, das auch noch mit ins Programm zu nehmen. Jetzt haben Sie sich gesunde Angewohnheiten antrainiert und den Schaden durch Freie Radikale auf allen anderen Gebieten im Griff. Vielleicht ist nun genau der richtige Zeitpunkt gekommen. Höchstwahrscheinlich trägt Rauchen zur Bildung von Cellulite bei. Wenn Sie also mit dem Rauchen aufhören, wird sie auch nicht so schnell wiederkommen. Die beste Art und Weise, das Rauchen aufzugeben, ist für die meisten Menschen, eine Nikotinersatztherapie durchzuführen. Die Erfolgsquote ist sehr hoch, da das Fehlen von Entzugssyndromen (weil kleinere Mengen Nikotin noch verabreicht werden, normalerweise durch Pflaster, die auf der Haut getragen werden) es leichter macht, die körperliche Abhängigkeit zu überwinden.

Oft ist aber die Angewohnheit schwerer zu durchbrechen als die Nikotinabhängigkeit (das dauert nur 48 Stunden). Meistens hilft es zu erforschen, in welchen Situationen Sie rauchen. Dann können Sicherheitstaktiken entwickelt werden, die den Gründen entgegenwirken, aus denen Sie sich eine Zigarette anzünden. Hier finden Sie ein paar gute Taktiken.

Sie rauchen, weil Sie gestresst sind

Inhalieren Sie Lavendelöl. Das ist der schnellste Weg, um die Nerven zu beruhigen. Kamillentee hilft auch. Im Kasten nebenan stehen noch langanhaltendere Wege, mit Stress umzugehen.

Sie rauchen, weil es Ihnen beim Denken hilft

Schnuppern Sie doch mal an Pfefferminzöl oder trinken Sie Pfefferminztee. An der Universität von Cincinnati hat man herausgefunden, dass es beim Denken hilft. Die Probanden, die Pfefferminztee tranken oder Pfefferminzöl inhalierten, hatten bei Genauigkeitstests eine 28 % höhere Trefferquote als die anderen.

Sie rauchen, um etwas zu tun zu haben

Das ist einfach: Machen Sie stattdessen etwas anderes – malen Sie Strichmännchen, spielen Sie ein Computerspiel, mit Stressbällen oder mit irgendetwas anderem, das Ihre Hände beschäftigt.

Sie rauchen, um neue Energie zu bekommen

Das Sinken des Blutzuckerspiegels löst oft Heißhunger aus. Essen Sie häufiger eine Kleinigkeit oder zwischendurch eine Frucht. Das gibt Ihnen ganz schnell Energie und hält den Blutzuckerhaushalt im Gleichgewicht.

Sie rauchen aus Gewohnheit

Wenn Sie merken, dass Sie das Bedürfnis nach einer Zigarette haben, wenn Sie in einem bestimmten Sessel sitzen oder eine gewisse Fernsehsendung schauen, inhalieren Sie Weihrauchöl. Das wird angewandt, wenn man Verbindungen mit der Vergangenheit lösen will. Geißblatt aus dem Bachblütenprogramm hat eine ähnliche Wirkung.

Stress unter Kontrolle bringen

Stress kann die Bildung von Cellulite fördern, weil er die Fettlagerung direkt begünstigt. Wenn man lernt, Stress zu kontrollieren, kann das die Cellulite positiv beeinflussen. Viele denken, dass es unmöglich ist, Stress zu kontrollieren, aber es geht in vier Schritten:

Erforschen Sie die Auslöser

Geraten Sie unter Druck, weil Sie immer darauf warten müssen, dass ein Kollege einen Teil des Projektes beendet, bevor Sie Ihren erledigen können? Sind Sie gestresst, weil Sie immer die Autoschlüssel suchen und Sie so zu spät kommen? Versuchen Sie, so viele Auslöser wie möglich und auch Alternativen dafür zu finden (z. B. einen früheren Abgabetermin für Ihren Kollegen, eine Schlüsselschale an der Eingangstür).

Sagen Sie einfach „Nein"

Planen Sie Ihren Tag so, dass Sie nicht zu viel in eine zu kurze Zeitspanne packen, und sagen Sie „Nein" zu allem, das Sie nicht zusätzlich schaffen können.

Machen Sie sich nicht immer zu viel Sorgen

Viele Menschen machen sich selbst Stress, weil Sie sich über alles sorgen, was passieren könnte. Hören Sie damit auf. Stress entsteht im Kopf: Wenn Sie etwas stresst, fragen Sie sich, was das Schlimmste ist, das daraus entstehen kann, und dann, wie hoch die Wahrscheinlichkeit ist, dass dies tatsächlich eintrifft. Wenn es eintreten könnte, fragen Sie sich, wie schlimm das wirklich für Sie ist. Wenn es tatsächlich schlimm ist, fragen Sie sich, was Sie dagegen machen können, und gehen Sie den ersten Schritt.

Regen Sie sich nicht so schnell auf

Stress ist wie ein Kartenturm – alles ist prima, und dann passiert etwas, das den Turm einstürzen lässt. Wenn Sie die kleinen Stressauslöser reduzieren können (wie z. B. den Lärmpegel im Büro oder den tropfenden Wasserhahn, der Sie beim Nachhausekommen nervt), werden Sie die Wirkung, die richtiger Stress sonst auf Sie hat, vermindern können.

Register

Register

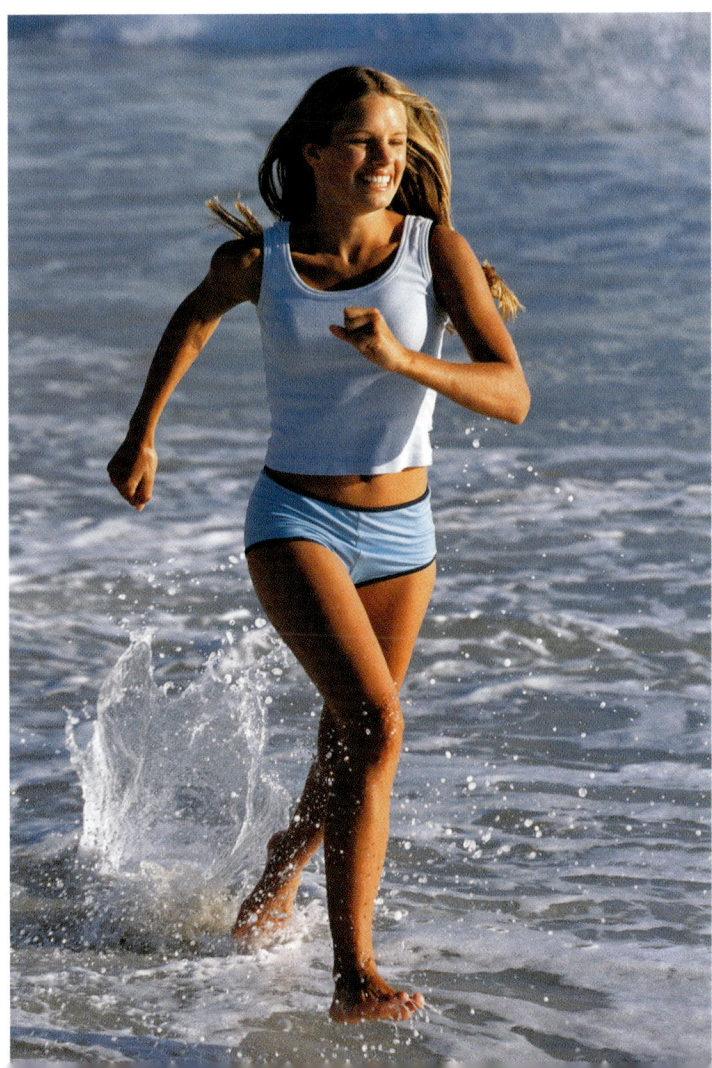

Erstveröffentlichung in Großbritannien 2003
unter dem Titel „Cellulite Solutions"
by Hamlyn Octopus,
part of Octopus Publishing Group Ltd,
2–4 Heron Quays, Docklands,
London E14 4JP

Genehmigte Lizenzausgabe
EDITION XXL GmbH
Fränkisch-Crumbach 2008
www.edition-xxl.de

Übersetzung: Maya Hasenbeck

ISBN (13) 978-3-89736-273-4
ISBN (10)   3-89736-273-2

Bildnachweis

Alamy/Goodshoot
Banana Stock
Getty Images
Image State
Octopus Publishing Group Limited
Photodisc
SAMMÜLLER KREATIV GmbH